Heilwirkung der Morinda

Die Wunderfrucht aus der Südsee

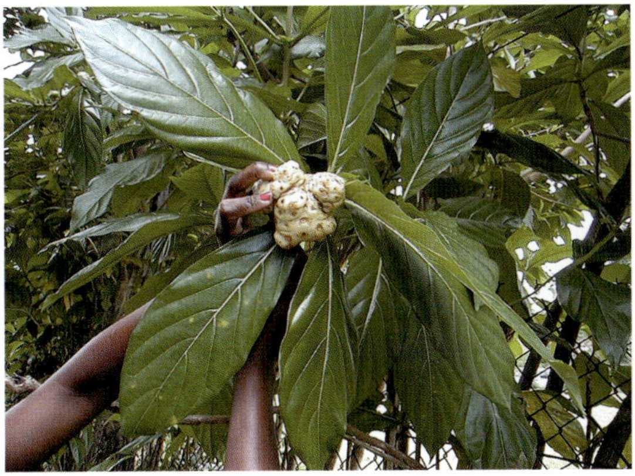

freya VERLAG

Inhalt
Heilwirkung der Morinda

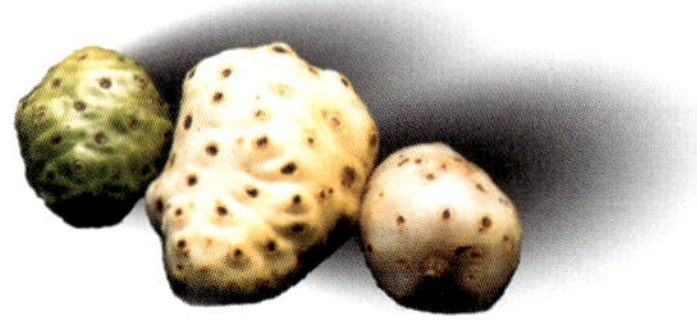

Einführung

Botanik

Ethnopharmakologie

Nahrung ist Medizin

Morinda - Jungbrunnen aus der Natur

Gesundheitscocktail: Saft aus Morinda

Heilung & Einsatz

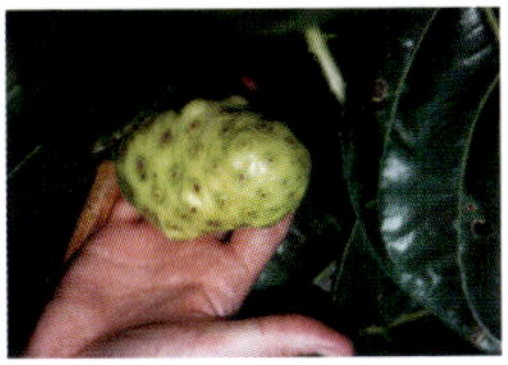

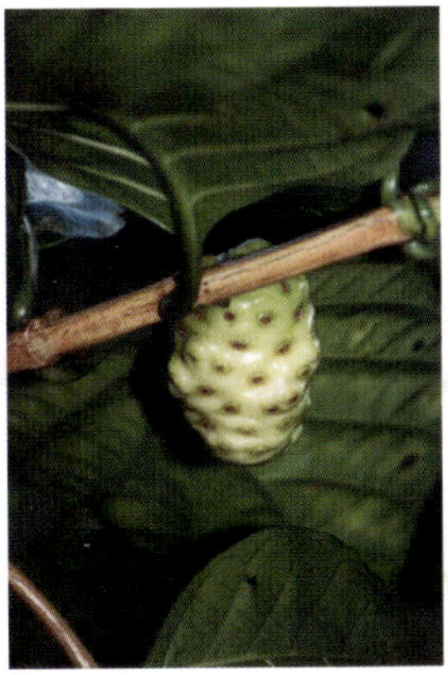

Devas – die Seele der Pflanzen

Legenden

Einführung

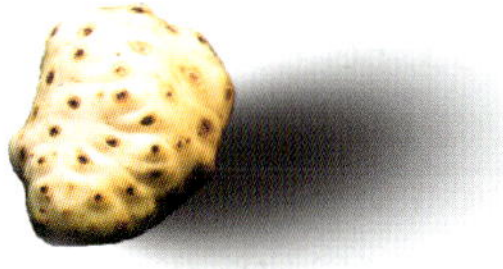

Wunder der Südsee

Nahrung ist Medizin

Es ist schier unglaublich, wie groß der Aufschwung ist, den Morinda citrifolia derzeit in den Urlaubsgebieten der Südseeinseln erfährt. Es gibt kaum einen nordamerikanischen Touristen, der es sich verkneift, Morindafrüchte zu besorgen, um sie mit nachhause zu nehmen. Der Grund liegt in den amerikanischen Medien, die Morinda citrifolia enthusiastisch als Antikrebsmittel preisen und als natürliches »Viagra« über den grünen Klee loben. Jeder Reisende will die Superfrucht kaufen und von ihrem Gesundheitsbonus profitieren.

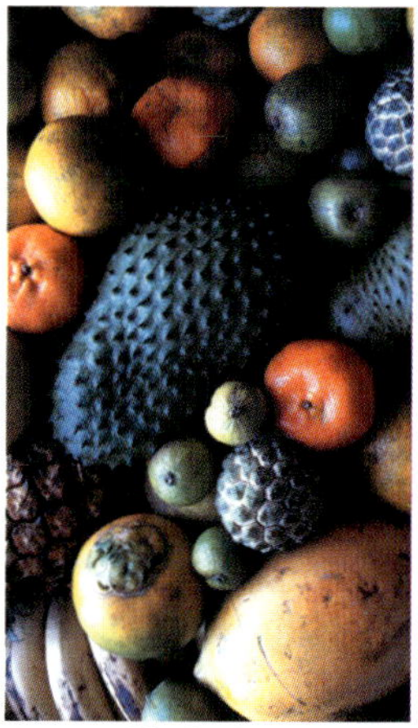

Bunter Obstkorb aus der Südsee

Rund 15.000 bis 20.000 Flugkilometer von Europa entfernt zahlt man in diesem Augenblick – je nach Angebot auf dem örtlichen Markt – horrende Preise für einzelne Morindafrüchte. Es gibt zum Teil sogar ein Gerangel um die letzten Stücke. Angesichts der stets wohlgefüllten Obstkörbe in der Südsee ist das zwar kaum vorstellbar, trotzdem findet der Ausverkauf der Früchte täglich statt. Schon bilden sich die ersten großen Plantagen, auf denen Morinda citrifolia gezielt angebaut wird. Eine neue Pflanze aus den Tropen tritt aus dem Schatten ihrer Heimat und rüstet sich für ihren Siegeszug nach Europa, den amerikanischen Kontinent hat sie bereits erobert.

»Die Früchte des Baumes sind jedem Menschen nützlich.« Ist es eine Übertreibung, oder stecken in Morinda citrifolia, »Noni«, wie die Einheimischen auf Tahiti und Hawaii die Pflanze nennen, wirklich sagenhafte Heilkräfte? Die Forschungsergebnisse wissenschaftlicher Institute sind viel versprechend. Die Frucht liegt im Trend, der dazu geht, sich mit Gesundheit und Schönheit wieder dort einzudekken, wo sie tatsächlich zu erhalten ist – in der Natur mit ihrem prall gedeckten Tisch voll farbenfroher, »vitalstoffreicher« Früchte.

»Dieser Baum kann viele der gesundheitliche Probleme, gegen die wir heute noch kämpfen, lösen«, prophezeien amerikanische Wissenschaftler.

»Wer mit 40 aussieht wie 40, ist selbst schuld, Körper und Gesicht könnten nämlich ohne weiteres wirken, als wäre man 25. Mit 50 kann man sich fühlen und auch so aussehen, als wäre man 35, oder mit 70 wie 55. Bei richtiger Ernährung und Lebensführung können wir 120 werden.«

Eine provozierende Meinung? Nein – die wissenschaftliche Forschung präsentiert uns heute diese beruhigende Entdeckung: Alle Beschwerden und Krankheitssymptome lassen sich auf die Alterung von Körperzellen zurückführen. Die Geißeln der Menschheit, wie es heute Krebs oder Gefäßerkrankungen sind, sind auf die Degeneration bzw. frühe Alterung von Zellkolonien zurückzuführen, und dagegen kann jeder etwas unternehmen. Unsere Lebenserwartung ist heute zwar höher als noch vor einigen Jahrzehnten, wir werden immer älter, präsentieren uns aber keineswegs so, wie unsere Vorbilder in der uns umgebenden Natur. Jedes wilde Tier zum Beispiel bleibt bis an sein Lebensende schlank, mit glänzendem Fell oder Federkleid. Bis zum Tod wirkt es jung und schön. Wer seinem Haustier ermöglicht, so »natürlich« wie möglich zu leben, kann dies auch an der Katze, am Hund oder am Kanarienvogel beobachten.

Nur der zivilisierte Mensch altert vorzeitig und vegetiert oft jahre- bis jahrzehntelang in einem Zustand dahin, der wenig mit lust- und

Naturvölker wie die Hunza im Himalaja oder die Regenwald-Indianer in Ekuador kennen keinen Krebs, keine Zuckerkrankheit und keine Herz-Kreislauf-Erkrankungen. Sie bleiben gesund und fit bis ins hohe Alter und hier sind 120 Jahre Lebenszeit keine Seltenheit.

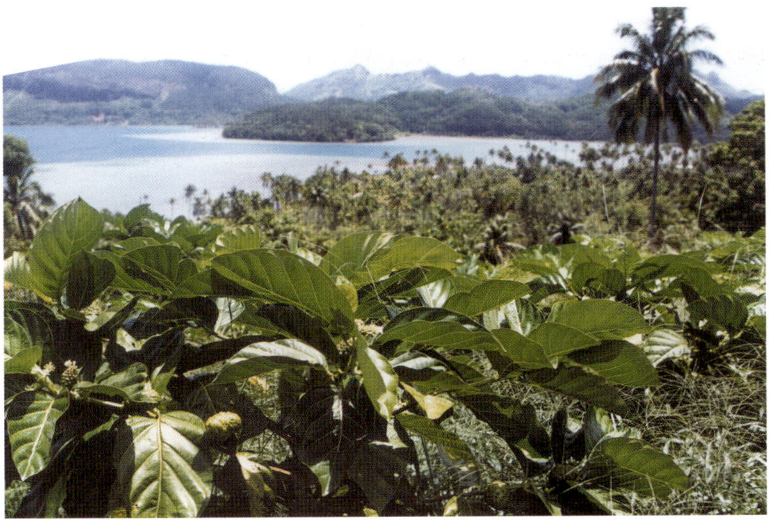

»Wo Gefahr ist, wächst auch das Rettende«, sagt der Philosoph Heidegger.

Morinda citrifolia Plantage auf Samoa

freudvollem Leben zu tun hat. Eigentlich schade! Denn wir haben es in der Hand, unseren »einzigen« Körper mit ausreichend biologischen Botenstoffen zu versorgen, die unser Bindegewebe entschlakken, unsere Organe entgiften und uns rundum gesund und dadurch natürlich schön machen.

Das Geheimnis liegt in der Ernährung. Es liegt in bunten Früchten, köstlichem Gemüse, Getreide, Milch, Eiern, Samen und Sprossen, Fisch und Fleisch. Offenbar liegt das Geheimnis auch in einer Frucht aus der Südsee, die gerade zu einer Zeit, in der wir sie dringend benötigen, für uns entdeckt wurde: Morinda citrifolia, die Indische Maulbeere.

Der Jungbrunnen für alle Organe, für Haut und Bindegewebe, Lunge, Leber, Magen, Milz und Darm, liegt in der ausreichenden Zufuhr von biologisch wirksamen, also »lebendigen« Substanzen, wie sie in der neu entdeckten Frucht der Südsee in hoher Konzentration und Verfügbarkeit vorhanden sind.

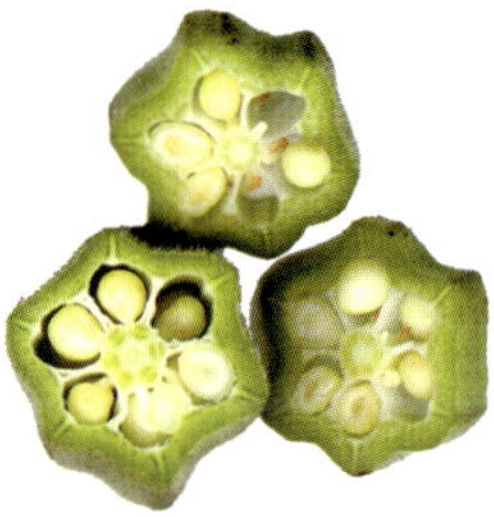

Urvater der Medizin - Hippokrates: »Eure Nahrung soll Heilmittel sein und eure Heilmittel sollen eure Nahrung sein!«

Herbe Heilfrucht der Südsee

- »Morinda«, bekannt auch als »Noni«, gehört zu den wichtigsten und ältesten Heilpflanzen in der Medizingeschichte der ozeanischen Völker.
- Für die Urbevölkerung in Hawaii, Tahiti, Tonga, Samoa oder auf den Fidschiinseln, den Cookinseln, später dann auch in Indien, Malaysia, China, Neuseeland und Australien ist Noni unverzichtbar.
- Sie ist eine der tropischen Wanderpflanzen und die am weitesten verbreitete und am häufigsten angewandte Arzneipflanze dieser Regionen.
- Der Samen wanderte in einer Art Schwimmblase über die Ozeane und siedelte sich seit Jahrtausenden in allen tropischen Ökosystemen an.

Morinda citrifolia

Pflanzliche Lebensmittel prägen seit der Entstehung unserer Spezies unseren Stoffwechsel. Die Natur mit ihren vielen Möglichkeiten bietet uns eine Fülle von rezept- und nebenwirkungsfreien Medikamenten, mehr als man sich überhaupt vorstellen kann. Wunderbarerweise wird immer dann eine der »alten« Pflanzen neu entdeckt und wissenschaftlich untersucht, wenn wir gerade *IHRE* heilsamen Stoffe in genau *IHRER* Zusammensetzung am dringendsten benötigen.

Die Molekularbiologie hat möglich gemacht, dass wir der Natur ein wenig näher gekommen sind und viele Zusammenhänge, die alte Kulturen durch Beobachtung herausfanden, erklären und besser verstehen können. Eine der Heilpflanzen, die nach dem Verständnis der Ureinwohner Ozeaniens für die Gesundheit so bedeutend war, dass sie in ihren Mythologien sogar die Götter zum Leben erweckt hat, ist erst vor kurzem auch für unsere Breiten wichtig geworden.

Sie tritt einen Siegeszug durch die »überzivilisierten« Kontinente Nordamerika und Europa an. Sie fegt über uns hinweg wie eine Art Gesundheitsapparat, so mächtig und beeindruckend, dass man sich ihrer Faszination kaum entziehen kann.

Morinda citrifolia, die Herbe, die Schöne, die Stinkende, die Duftende, die Heilerin der Seele und des Körpers.

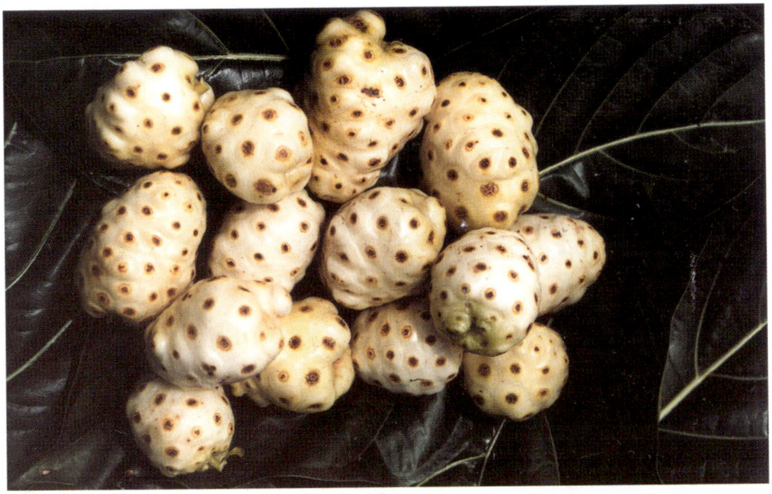

Botanik

Morinda citrifolia war Botanikern bereits im frühen 18. Jahrhundert ein Begriff. Der deutsche Name lautet »Indischer Maulbeerstrauch«.

Die wissenschaftliche Bezeichnung lautet »Morinda citrifolia L.«. Um Pflanzen genau identifizieren zu können, braucht man die lateinische Bezeichnung. Oft benennt man schon in den einzelnen Landschaften eines Landes eine Pflanze unterschiedlich. Man denke nur an die Heidelbeere, die ein paar hundert Kilometer weiter nur als Blaubeere und wiederum woanders nur als Bickbeere bekannt ist. Unter »Vaccanium myrtillus« findet man sie in jedem Pflanzenbuch und weiß, was gemeint ist. Ebenso ist es bei Morinda citrifolia.

Morinda ist der Gattungsname, citrifolia der Artname. Hinter jedem lateinischen Pflanzennamen steht als Zusatz die abgekürzte Form eines Personennamens. Das ist der Name des Autors, der als Erster den betreffenden Pflanzennamen veröffentlicht hat. Das »L.« steht für Carl von Linné (1707 bis 1778), einen schwedischen Naturforscher, der für alle zu seiner Zeit bekannten Pflanzen und Tiere lateinische Benennungen vornahm. Morinda citrifolia war also europäischen Botanikern bereits im frühen 18. Jahrhundert ein Begriff. Der deutsche Name ist »Indischer Maulbeerstrauch« und lässt eine Verwandtschaft mit dem bei uns wachsenden Maulbeerbaum vermuten. Mit unseren Maulbeeren hat diese Pflanze aber nichts zu tun und auch botanisch nichts gemein, obwohl auch der lateinische Name auf den Vergleich mit der Maulbeere eingeht. Er entstand aus dem lateinischen »morus« (»Maulbeere«) und »indus« (»indisch«), nach der mit der Maulbeere verglichenen Sammelfrucht.

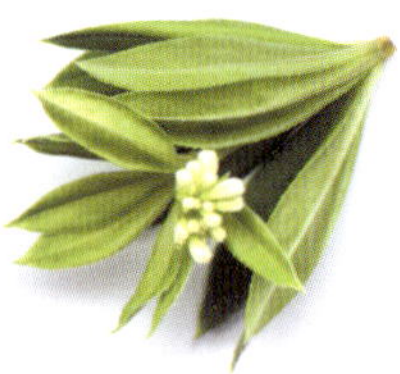

Unser Waldmeister ist ein Verwandter

Die Familie

Morinda gehört zur Familie der Rubiaceae, auf Deutsch Röte- oder Krappgewächse. Die Rötegewächse sind mit etwa 7000 Arten in rund 500 Gattungen weltweit verbreitet, die meisten kommen aber in den Tropen vor. Zu den bekanntesten Pflanzen der botanischen Familie zählen der Kaffeestrauch, der Chinarindenbaum und die

Brechwurz. Verwandte, die in vielen heimischen Wintergärten ihren festen Platz haben, sind die Korallenbeere mit ihren orangefarbenen Früchten und der aus China stammende Jasmin (G. jasminoides) mit seinem betäubenden Duft.

Die europäischen Verwandten sind wesentlich kleiner, alle haben sich als Heilpflanzen durchgesetzt, es sind die Waldmeisterarten und Labkräuter. Labkräuter findet man auf jedem Wiesenrain, den Waldmeister, wie schon der Name sagt, in lichten Wäldern. Bis in die 50er Jahre wurde der Krapp, die Färberröte, zur Gewinnung von Farbstoff bei uns angebaut. Die tropische Verwandte Morinda citrifolia erfüllt diese Aufgabe nach wie vor – in ihren Breiten.

Blüten & Früchte

Morinda citrifolia ist eine immergrüne Buschpflanze, ein Strauch, der die Dimensionen eines Baumes annehmen kann und dann zwischen 4,5 und 6 Meter hoch wird, in manchen Publikationen wird von der stolzen Höhe von 8 Metern berichtet, ebenso aber auch von Büschen, die kaum mannshoch werden.

Die Zweige sind fest und gerade und tragen gegenständige, glänzende, dunkelgrüne Blätter. Die Blätter sind ganzrandig und haben manchmal Nebenblätter, die den Laubblättern so gleichen, dass sich die Blattstellung dann (scheinbar) quirlig darstellt (wie beim heimischen Waldmeister).

Aus einer traubenförmigen Unterlage wachsen weiße, angenehm riechende Blüten. Sie besitzen eine trichterförmige Krone, in deren Röhre die Staubblätter entspringen. Die Bestäubung erfolgt durch Insekten, aber auch durch den Wind. Die Blüten haben eine unterschiedliche Zahl Blütenblätter, manche 4, manche 5. Während des Entwicklungsprozesses der Frucht sieht diese aus, als hätte sie viele kleine Augen. Die Polynesier nennen sie in diesem Stadium »Noni´s eyes«. Heiler verwenden die Frucht bereits während dieser Entwicklungsstufe.

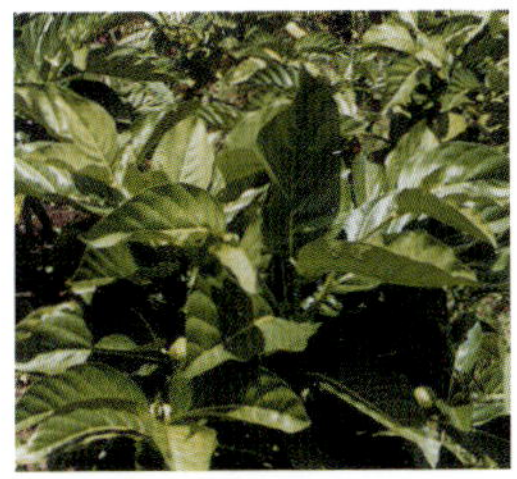
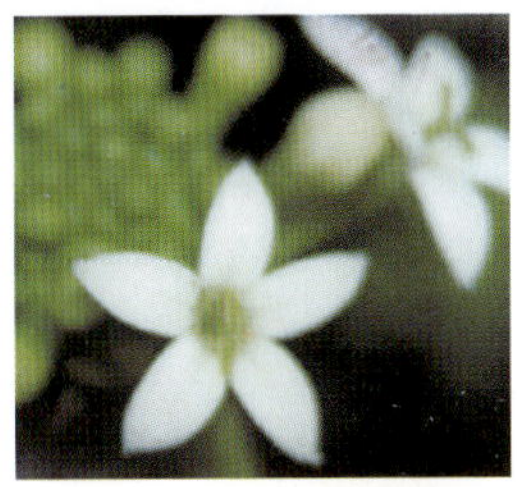
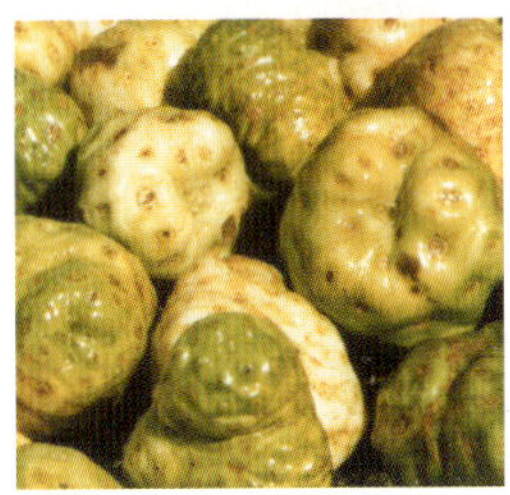

Blätter, Blüten, Früchte

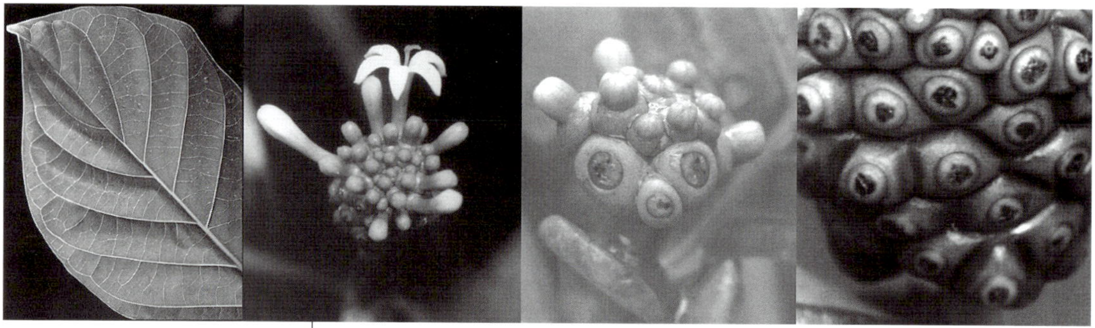

Noni´s eyes

Morinda hat wie die Feige, Brotfrucht oder unsere heimische Himbeere eigentlich nicht einzelne, sondern »zusammengesetzte« Früchte, auch wenn diese wie eine einzige Frucht wirken. Es sind aus Teilfrüchten zusammengesetzte, vielsteinige Spaltfrüchte.

»Solange Noni Sonne bekommt und vor zu starkem Wind geschützt ist, ist sie widerstandsfähiger als jeder andere Baum.«

Der Betrachter hat bei Morinda den Eindruck, vor den Blüten käme bereits die Frucht, das ist natürlich nur scheinbar so. Zwischen einem Blattpaar erscheint eine Art Blütenunterlage, die aussieht wie das grüne Minigesicht eines zerquetschten Außerirdischen. Erst auf diesem fleischigen Minigesicht, das bereits als Frucht gesehen werden könnte, bilden sich Blütengruppen, die abwechselnd blühen.

Die Frucht wird durchschnittlich so groß wie eine mittlere Kartoffel, aber es gibt winzige Früchte oder große, die an einen Fußball herankommen. Die Qualität ist nicht von der Größe der Frucht abhängig. Auf jedem Morindastrauch findet man während des ganzen Jahres gleichzeitig Blüten und Früchte in allen Reifestadien und allen Größen. Von einem ausgewachsenen Baum können pro Monat ohne weiteres bis zu 50 kg geerntet werden.

Morinada citrifolia wird weder von Krankheiten noch von Schädlingen befallen. Das Holz ist besonders salzbeständig, ebenso die Blüten, die gerne als Teezutat gepflückt werden.

Die Frucht ist in reifem Zustand fleischig und gelförmig, sie schmeckt bitter bis herb und riecht ranzig bis käseartig. Früchte können das ganze Jahr über geerntet werden, meist sind es sehr ausgiebige Ernten, selbst bei kaum 4 Jahre alten Büschen.

Wurzeln & Rinde

Die Wurzeln der Morinda citrifolia haben beachtliche Inhaltsstoffe. Sie enthalten viel Magnesium, Sterole, Resine, Rubiadin, Morindine, Glykoside, Eisen, Phosphat, Anthrachinone, Sodium, Chrysophanol, Säuren, Karbonate und Alizarin.

Wurzeln und Rinde werden sowohl zu Heilmitteln als auch zu Farbe verarbeitet. Die Gelbtöne in der traditionellen Bekleidung der Polynesier werden mit dem Wurzelsaft erzielt. In Indien werden Seidensaris damit besonders schonend gefärbt, Rottöne färbt man mit der Wurzelrinde.

Die Rinde ist ursprünglich hellbraun bis hellgrau, das Holz hat einen hellbeigen Ton. Wurzel und Rindenpulver oder Späne sind in der Region als Heiltee gefragt, besonders bei Fieber, Darmerkrankungen oder Vergiftungen.

Die Wurzeln der Morinda citrifolia arbeiten sich mit Vorliebe durch das Gestein der Lavaströme. Sie durchdringen auf der Suche nach Wasser auch trockenste Halden und wachsen entlang den Küsten in sandiger Erde, manche sogar direkt im Sand. Lieber haben sie die

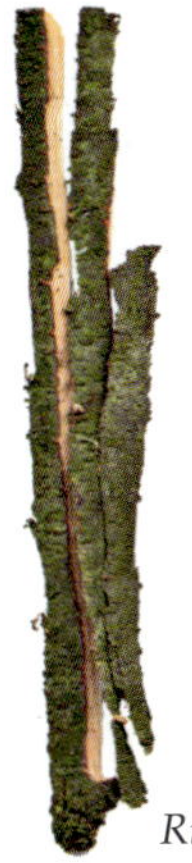

Rinde

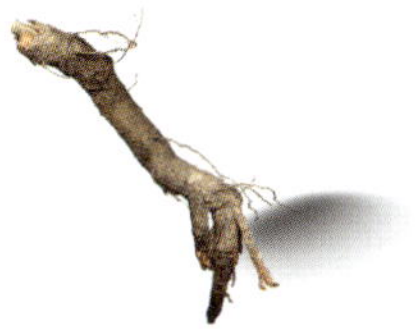

Wurzel

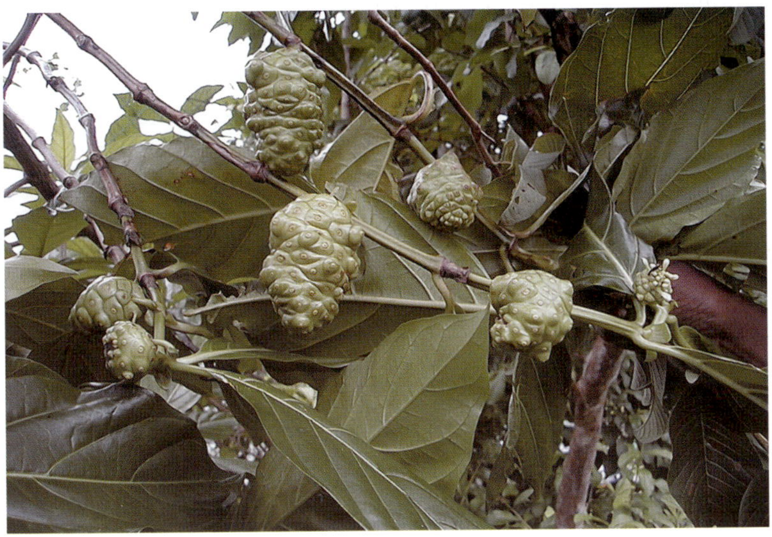

Morindabaum auf den Fidschiinseln

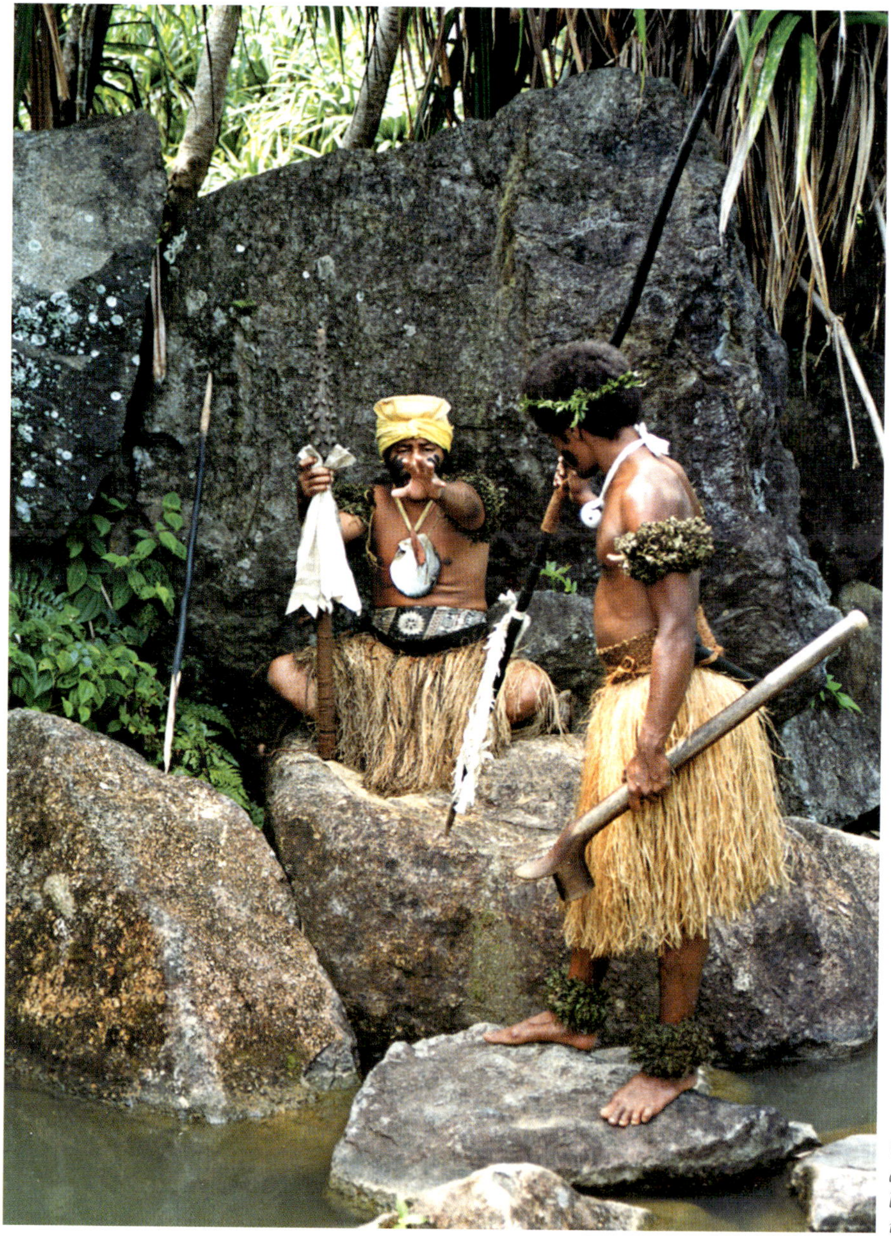

Ureinwohner der Fidschis beim Sammeln und Jagen

Böden in den üppigen, stillen Tälern, die sich zum Ozean hin öffnen, entlang der Bäche und Flüsse. Die Täler sind während der Regenzeit Überschwemmungsgebiete, was den Bäumen offenbar gut tut. Hier entwickeln sie glänzende, riesige Blätter, größere als entlang der Küsten, wo die beeindruckenden Blätter von den salzigen Gezeitenwinden zerzaust werden. Bäume, die in voller Sonne stehen, bringen oft doppelt so viele und doppelt so große Früchte hervor wie solche, die sich im dämmrigen Dickicht des Regenwaldes behaupten müssen. Die unteren Äste der Bäume beginnen unmittelbar über dem Boden, die Ernte der Früchte bereitet bei den Kletterkünsten der Eingeborenen keine Probleme.

Morinda citrifolia kann sich seit tausenden Jahren in ihrem eigenen Rhythmus entwickeln. Sie war für die Nahrung der Menschen nie so wichtig, dass man versucht hätte, sie zu kultivieren oder zu verändern.

An und für sich ist Morinda eine anspruchslose und widerstandsfähige Pflanze ohne Starallüren.

Blätter

Die hawaiische Mythologie überliefert, wie Gott Maui mithilfe der Noniblätter vom Tod zum Leben erweckt wird. Die Blätter sind, je nach Alter des Baumes, von handtellergroß bis zu daumennagelklein. Naturheiler machen zwischen Blattober- und Blattunterfläche Unterschiede. So soll ausschließlich die der Sonne zugewandte Seite des Blattes auf Wunden und Knochenbrüche gelegt werden, um diese zu heilen. Nur »alo«, die Sonnenseite, besitzt nach dem Verständnis der Kahunas die Kraft der Heilung.

Blättertee zur Unterstützung des Immunsystems wird in ganz Südostasien und im südpazifischen Raum verwendet. Als Lebensverlängerer trinkt man häufig Tee aus den getrockneten oder frischen Blättern. Eine Besonderheit: Nicht die frischen, jungen Blätter werden gesammelt, man nimmt jene mit bereits etwas gelblicher Farbe. Die Naturheiler sehen in der Farbe Gelb einen zusätzlichen Verjüngungs- und Heilungsimpuls. Die Blätter werden bei Sonnenuntergang gesammelt und auch oft in die Ernährung mit einbezogen.

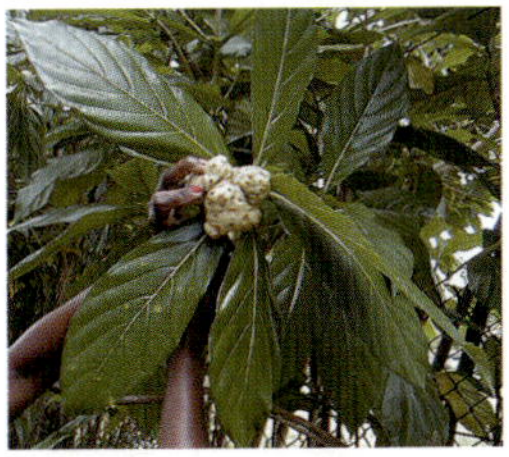

Blättertee

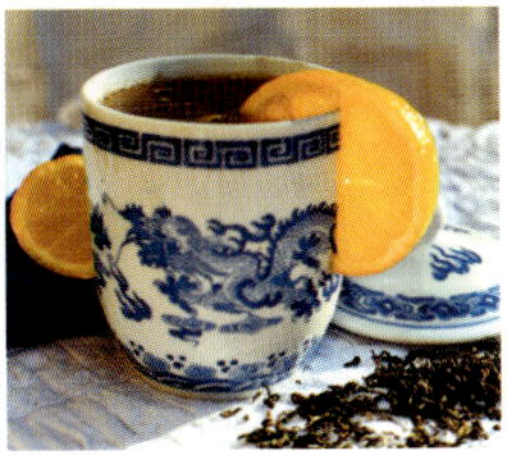

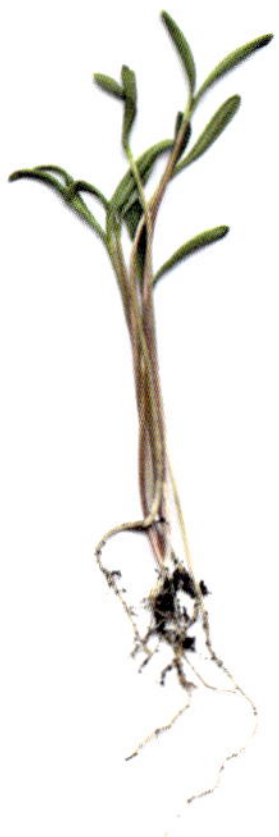

Schössling nach 1 Woche

Fernreisende mit Feeling für das Besondere holen sich begehrte Nonisamen nachhause und machen auf der Fensterbank den Versuch der Kultivierung.

Junge Blätter dienen als Gemüse oder Salat. Das Blatt enthält fast alle essenziellen Aminosäuren, Alanin, Arginin, Asparaginsäure, Cystein, Glycin, Glutaminsäure, Histidin, Leucin, Isoleucin, Methionin, Phenylalanin, Prolin, Serin, Threonin, Tryptophan, Tyrosin, Valin, also Anthrachinone, Glykoside und Resine, Sitosterol und Ursolinsäuren.

Samen

Nonisamen sehen aus wie etwas zu groß geratene Kerne unserer Äpfel. Sie brauchen bis zur Keimung etwa 2 Monate und wachsen eigentlich nur in tropischem Klima. Wer gleichmäßige Temperaturen um 25 Grad – auf der Fensterbank oder im Gewächshaus – herstellt, wird aus den Kernen auch bei uns leicht Pflanzen ziehen können. Gut gedüngte (Lava-)Erde und tägliches Wässern und Besprühen sind Bedingung. Optimal sind tropische Landschaften unter Glas, in denen auch Ananas oder Bananenstauden und Orchideen wachsen können.

In den botanischen Gärten der Universitäten ist Morinda in der Regel zu finden und man kann sie dort auch ansehen. Fertige Pflanzen gibt es noch nicht zu kaufen, auch Samen findet man selbst bei gut sortierten Samenhändlern nicht.

Es gibt heute in beinahe jeder Familie Globetrotter, die gerne und viel reisen. Jene Glücklichen, die sich abseits ausgetretener Touristenpfade bewegen, werden überall in Polynesien, Melanesien, Mikronesien, Indonesien, Vietnam, Australien und Neuseeland auf Morinda stoßen, nur mag sie überall unterschiedlich heißen.

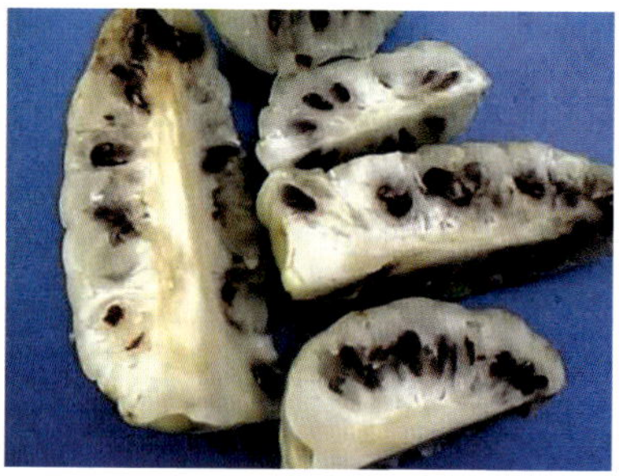

Morindasamen sind ein Mitbringsel, das Sinn macht und Freude bereitet; es kostet vielleicht nicht einmal etwas, denn ein einziger Fruchtstand erzeugt über einhundert Samen, und Eingeborene sind meist gerne bereit, diese ohne Kosten abzugeben. Wenn daheim viele Kerne gleichzeitig aufgehen, kann das junge Grün ohne weiteres wie Salat gegessen werden.

Anbauempfehlung

- Die Kerne mit Anzuchterde bedecken und feucht, aber nicht nass halten. Der erste zarte Keim erscheint nach 8 Wochen.
- Wenn sich drei Blätter gebildet haben, setzt man in einen Blumentopf um. Dies wiederholt man immer dann, wenn die Pflanze zu groß wird.
- Morinda citrifolia wird in unseren Breiten vielleicht blühen, sicher ist es nicht. Selbst unter besten Wachstumsbedingungen dauert es mindestens zwei Jahre.
- Sie verträgt keinerlei Frost, auch keine kalten Winde. Im Wintergarten kann man sie nur halten, wenn die Temperatur, auch im Winter, nie unter 15 Grad Celsius beträgt.
- Die Luftfeuchtigkeit sollte nicht unter 60 Prozent absinken, gegossen sollte mit kalkfreiem Regenwasser werden.
- Sollten sich Blüten bilden, so müssen sie von Hand bestäubt werden. Hat man Glück, so entwickeln sich auch Früchte; das kann bis zu einem halben Jahr dauern.

Auf vielen kleinen polynesischen Inseln wächst Morinda ausschließlich wild in den vielen unbesiedelten Gebieten.

Alter der Pflanze

Über die Lebensdauer der Büsche, die ja keine echten Bäume, sondern Stauden sind, gibt es keine genauen Angaben. Lange Zeit wurde Morinda citrifolia nur in Indien kultiviert. Hier züchtete man sie zur Gewinnung von Farbstoffen aus Wurzeln und Rinde, die vor der Umstellung auf synthetische Farbstoffe nach ganz Europa exportiert wurden. Diese Bäumchen wurden naturgemäß nicht alt. Wirtschaftliche Bedeutung hat die Pflanze überall sonst nicht erreicht.

Von den Einheimischen gibt es unterschiedliche Aussagen zum Alter der Büsche, viele erzählen, besonders von den hohen, sie würden hundert Jahre alt.

In Tonga, Samoa, Hawaii und Tahiti unterhält man wenige kleine Plantagen; neue sind im Entstehen, da die Nachfrage nach dem Fruchtsaft rapid steigt.

Ethnopharmakologie

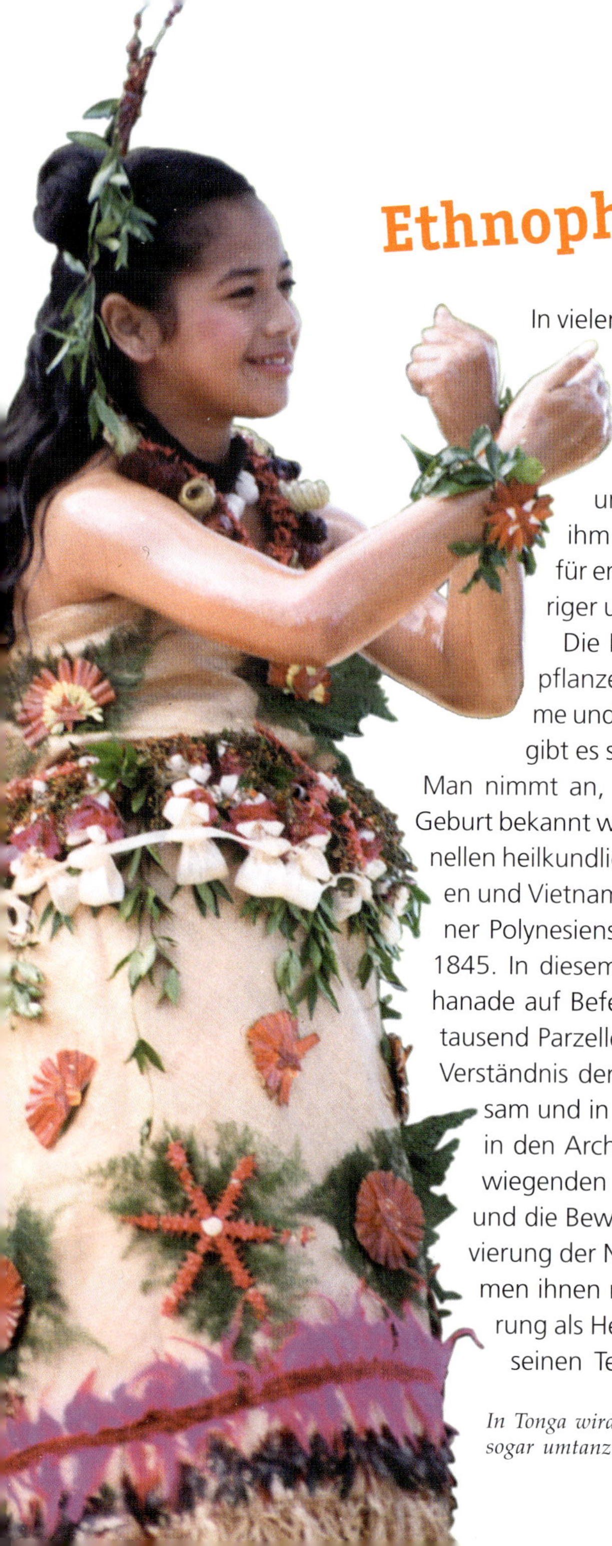

In vielen Teilen der Welt wird Morinda der »Baum des Lebens« genannt. Er ist eine lebendige Apotheke. Aus allen Teilen, aus den Wurzeln, der Rinde, dem Holz, den Blättern, den Blüten und den Früchten, werden lebensverlängernde und verjüngende Heilmittel hergestellt. Alles an ihm wird heilkundlich gebraucht, und zwar auch für entgegengesetzte Leiden (wie zum Beispiel niedriger und hoher Blutdruck).

Die Ethnopharmakologie kennt Morinda als Heilpflanze Noni aus den Überlieferungen vieler Stämme und Naturvölker. Berichte über Heilanwendungen gibt es seit mehreren Jahrhunderten.

Man nimmt an, dass Morinda bereits in der Zeit um Christi Geburt bekannt war. Viele der schriftlich hinterlassenen traditionellen heilkundlichen Aufzeichnungen stammen aus Indonesien und Vietnam. Schriftliche Aufzeichnungen der Ureinwohner Polynesiens gibt es, z. B. auf Hawaii, erst seit dem Jahr 1845. In diesem Jahr verteilte der hawaiische König Kamehanade auf Befehl der Weißen unter seinen Untertanen elftausend Parzellen Land. Vorher gehörte das Land nach dem Verständnis der Bevölkerung und des Königs allen gemeinsam und in Wahrheit nur den Göttern. Heute kann man in den Archiven Hawaiis nachlesen, dass auf dem überwiegenden Teil dieser Ländereien Nonibäume wuchsen und die Bewohner dann angaben, das Land für die Kultivierung der Nonifrucht zu benötigen, andere Pflanzen kamen ihnen nicht in den Sinn. Ein Hinweis auf die Verehrung als Heiler-Baum, als Kahuna-Baum – Heiler in allen seinen Teilen.

In Tonga wird Noni sogar umtanzt

Den hawaiischen Ausdruck »Noni« kann man nicht übersetzen. Es ist ein Name, der in der Traumzeit, außerhalb unserer Zeitrechnung, geboren wurde, damals, als noch die Götter auf Erden wandelten.

Niemand weiß heute, was der Name Noni bedeutet; niemand weiß, was er ausdrücken soll.

Volksnamen

Jede Nation Ozeaniens und der Karibik hat für die Pflanze eigene Namen.

- **Hawaii, Samoa, Tonga: Noni**
- **Tahiti: Nonu**
- **Karibik: Buschfrucht, Schmerztöter-Baum**
- **Guam: Lada**
- **Malaysia: Mengkudo**
- **Südostasien: Nhau**
- **Vietnam: Morinda**
- **Australien: Käsefrucht**
- **Fidschi- und Cookinseln: Kura**

Die Legende schildert, die Nonifrucht sei auf einem Kanu von Tahiti aus nach Hawaii und zu allen übrigen Südseeinseln gebracht worden. Tatsächlich haben die Samen kleine Schwimmblasen eingebaut, die an Kanus erinnern. In einer anderen Sage wird erzählt, Noni hätte vor der Besiedlung durch die Menschen schon in der Südsee gelebt und auf *IHRE* Menschen gewartet. Sie sei ein Überbleibsel aus dem legendären »Lemuria«, einer Insel, die, ebenso wie Atlantis, vor langer Zeit im Meer versunken sei. Auf Lemuria hätte man Noni als Aufputschmittel und Aphrodisiakum verwendet. Tatsächlich hat die Frucht der Morinda viele anregende und durchblutungsfördernde Inhaltsstoffe, manche Hawaiianer verwenden sie heute anstatt Viagra.

In den 30er Jahren wurde man auf Morinda erstmals international aufmerksam, als Darmheilmittel und Verdauungsunterstützung ist sie seit damals vor allem in amerikanischen und kanadischen Apotheken zu finden. Dort wird sie auch bei Altersdiabetes als Blutzucker-Stabilisator eingesetzt.

Morinda bei den Stämmen

Die Volksstämme Samoas, der Fidschiinseln und Rarotongas verwenden Noni roh und gekocht als Nährstofflieferant, allerdings nur in Hungerzeiten, sie wird dann als Gemüsespeise zubereitet. In die Blätter wickelt man Fisch oder Fleisch und gart ihn bzw. es darin, die

Blätter werden dann als Gemüse mitgegessen. Traditionell wird auch der Saft getrunken. Dazu pflückt man die Frucht in halb reifem Zustand, lässt sie in voller Sonne nachreifen und zerdrückt sie. Der Saft wird mit einem Stück Stoff aufgefangen.

O'O'

Die weiße Frucht ist der Heiler, auf Tahiti und Hawaii heißt sie o'o'. Die Frucht wird gepflückt, wenn sie weiß, also reif, aber noch sehr hart ist.

So heilen Polynesier, Malaysier, Maoris in Neuseeland und Aborigines in Australien mit Morinda citrifolia.

> Die Frucht wird gewaschen und im Schatten getrocknet. Sie wird sanft zwischen den Händen gedrückt und massiert. Die Kahuna-Heiler laden sie mit den Händen energetisch auf.
> Das Fruchtfleisch wird in einen Behälter gegeben und für einen Tag in die pralle Sonne gestellt, dann kommt der Behälter mitsamt der zerkleinerten Frucht an einen kühlen Ort.
> Jeden Morgen wird 1 EL voll gegessen, bis das Fruchtfleisch und der sich bildende Saft aufgebraucht sind.

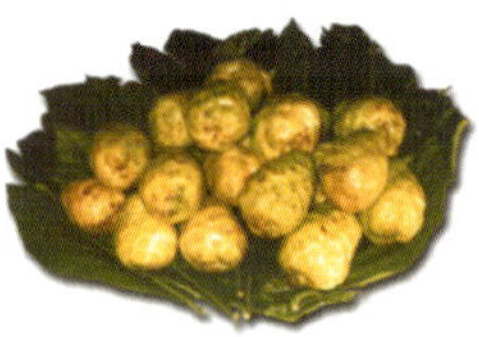

»Es kommt darauf an, wie du dich fühlst. Wenn du dich besser fühlst, nimm Noni. Wenn du gar nichts merkst, nimm trotzdem Noni«, sagen ausgebildete Kahuna-Heiler. Sie empfehlen die Frucht und den Saft aus der Frucht nicht nur für Heilanwendungen, sondern vor allem auch zur Vorbeugung und Pflege des Körpers.

So leicht wie die Tongaer, Hawaiianer oder die Bewohner der anderen tropischen Inseln und Länder, die einfach nur einen kleinen Ausflug in die tropische Wildnis machen müssen, um an frische Nonifrüchte zu kommen, haben es Europäer natürlich nicht. Das Angebot auf den Märkten und in den Regalen der Supermärkte wird zwar von Jahr zu Jahr größer, aber Morindafrüchte findet man nicht darunter. Mit gutem Grund – sie würden sich kaum als geschmackliche Bereicherung des Obstkorbes eignen und auch ihr Geruch ist gewöhnungsbedürftig. Man beschränkt sich auf die Einfuhr des Fruchtsaftes. Sicher wird es aber, so wie jetzt bereits in Amerika, bald auch die ganze Frucht bei uns geben.

Bei einem Inselrundflug fiel einer Stewardess ein amerikanischer Passagier mit einer starken Erkältung auf. Er tat ihr Leid, weil ihm der ganze Urlaub eines Jahres durch Schnupfen und Husten verleidet sein würde. Sie gab ihm den Tipp, der ihr über Großmutter und Mutter überliefert war: »Nonisaft«. Sie traf den Touristen zufällig zwei Tage später am Strand. Kein Schnupfen und kein Husten mehr. »Es hat am Anfang schrecklich gerochen – aber die Erkältung war ein paar Stunden später weg«, sagte er und fragte nach dem nächsten Wuchsort von Morinda.

Ebenso wie z. B. mit dem heimischen Seifenkraut, kann man mit Morinda schonend reinigen; alles, was aus Naturstoffen besteht, Seide, Leder, Wolle, aber auch die eigene Haut.

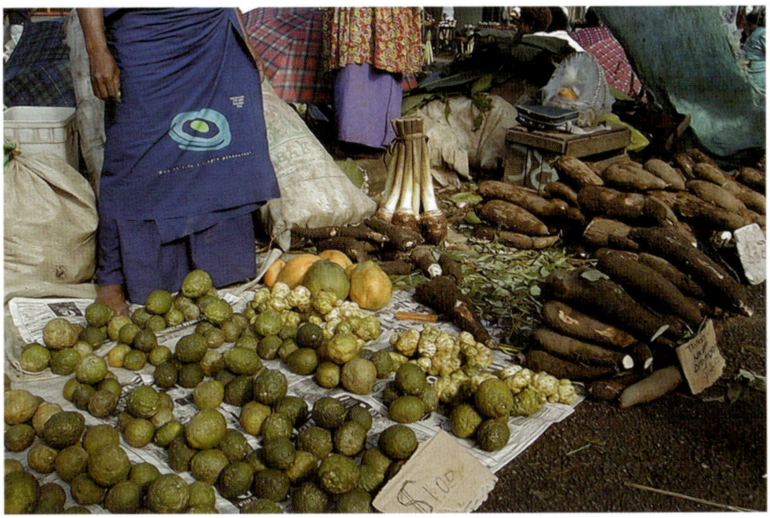

Markt auf den Fidschiinseln

Alle Ureinwohner der Südseeinseln kennen Morinda citrifolia und wissen über die traditionelle Verwendung der Nonifrucht Bescheid. Heute lehnen manche der modernen, jungen Leute die Frucht wegen ihres Geruchs und ihres Geschmacks ab. In allen Familien findet sich aber eine Art Familienprotokoll über die Heilwirkung des Baumes, der, ebenso wie bei uns der Holunder, in allen seinen Teilen verwendet wird; daran hat die moderne Lebensweise nichts verändert.

Von der einfachen Verkühlung bis hin zum Prostatakrebs wird praktisch alles mithilfe des Baumes geheilt. Es gibt familieninterne Empfehlungen, die von Generation zu Generation weitergereicht werden.

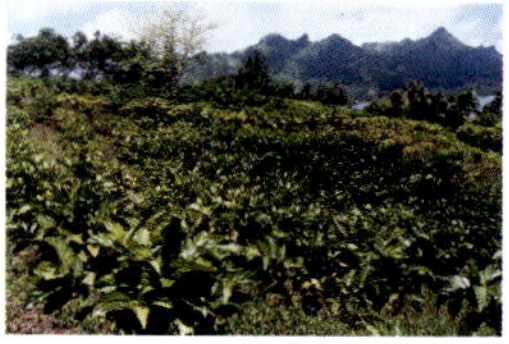

Noniplantage auf einer der Tongainseln

Familienrezepte aus Polynesien

... den Fruchtsaft nur an jedem ungeraden Tag trinken
... den Fruchtsaft nur an jedem geraden Tag trinken
... bei Herzproblemen keine Früchte von Bäumen nehmen, die in unmittelbarer Nähe des Meeres wachsen
... 1 Schluck Saft vor jeder Mahlzeit
... nur am Morgen und nüchtern nehmen
... besonders viel Saft nach Festen und Feiertagen

Auf den Geschmack der Frucht und des Saftes reagieren manche Menschen, nicht nur in unseren Breiten, mit Zurückhaltung. Manche trinken den Saft pur und können nicht genug davon bekommen, für manche ist schon ein Esslöffel zu viel.

Kahuna-Heiler sind polynesische Pflanzenkundige und Kenner der traditionellen Heilungsrituale. Sie empfehlen die Einnahme im 5-Tage-Rhythmus, und zwar für jedes gesundheitliche Problem.

5 Tage Einnahme – 5 Tage aussetzen – 5 Tage Einnahme – 5 Tage aussetzen usw.

Kahuna-Heiler sind davon überzeugt, dass die Heilkraft der Pflanzen auch dann voll wirksam bleibt, wenn der Saft über ein Jahr lang steht. Eine mikrobiologische Untersuchung in Hawaii ergab den nach wie vor hohen Nährstoff- und Enzymgehalt nach Lagerzeiten bis zu einem Jahr. Klassische Stabbakterien (Krankheitserreger, sie entstehen durch Fäulnis) fehlten zur Gänze, und das in einem Land mit gleichmäßig hohen Temperaturen und ohne die bei uns geforderten hygienischen Bedingungen.

Trotzdem die Tongaer verwestlicht sind, halten sie an den alten Sitten fest - Hochzeitsstuhl (Fae Huki)

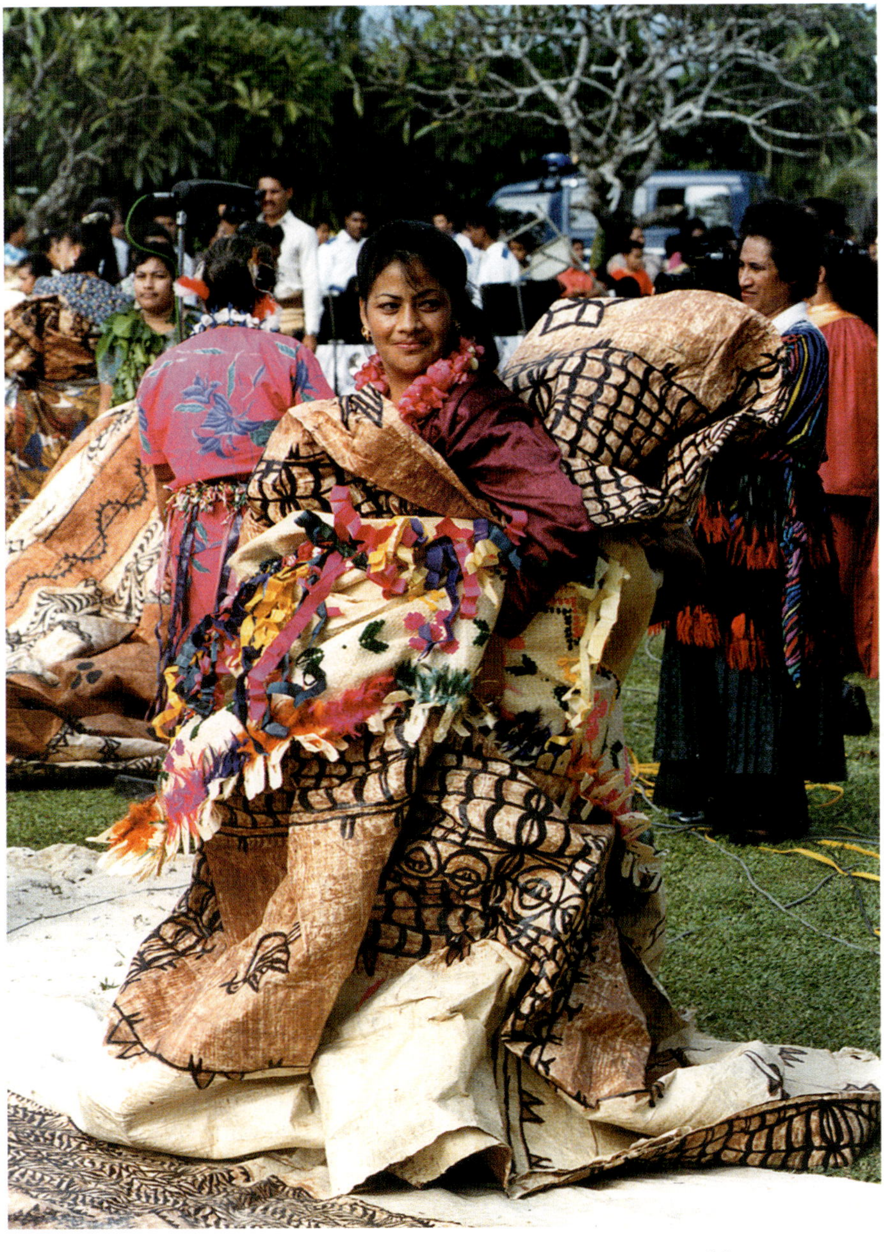

Nahrung ist Medizin

»Jenen, die ein Leben führen, das für die Lehren der Schöpfung offen ist, wird das richtige Wissen immer zur richtigen Zeit begegnen.« Sun Bear

In Früchten erhalten wir geballte Sonnenenergie pur. In Morinda citrifolia ist die Sonnenenergie einer weitgehend unbelasteten Natur eingefangen, jene der Südseeinseln, mitten im Pazifik, die von den meisten Zivilisationsschäden verschont geblieben sind.
In *allen* Früchten befinden sich Vitalstoffe und Enzyme, die für unseren Körper unverzichtbar sind und sein Funktionieren erst möglich machen. Vitamine sind des Körpers wichtigstes Brot und ihr Fehlen ist Gift für jede einzelne Körperzelle. Genauso ist es mit den Mineralstoffen, den Spurenelementen und den Enzymen, deren es zehntausende gibt, die aber bislang nur zu einem Bruchteil erforscht sind. Morinda/Noni hat ein Übermaß davon.

Optimale Ernährung

Spurenelemente sind Mineralstoffe in Minidosen - »Spuren« also.

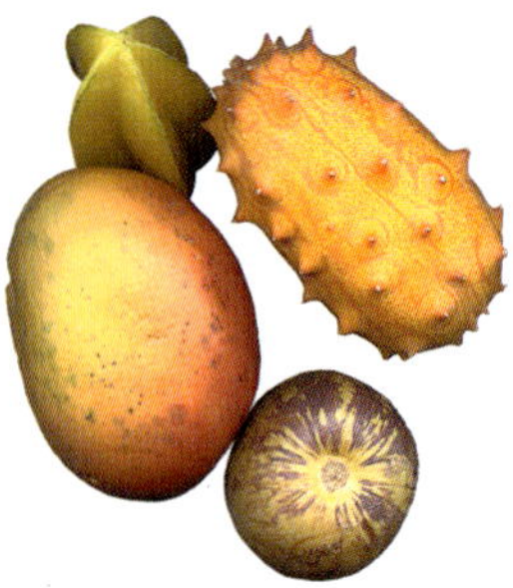

»Früchte sind vitale Nahrung, sie ergänzen den Körper mit mehr Elementen, als der Chemiker analysieren kann; sie besitzen die Kraft, Mineralien direkt umzusetzen, und nur in dieser lebendigen Form sind sie für die Verwendung im menschlichen Körper geeignet«, sagt Florence Daniel, eine bekannte Ernährungsspezialistin. Das gilt für alle heimischen Obstsorten, aber auch für jene aus anderen Kontinenten. Wie wertvoll gerade tropische Früchte sind, davon kann jeder berichten, der sich einmal in diesen Regionen aufgehalten hat und reichlich Mangos, Papayas, Ananas, Bananen, Orangen und Zitronen gegessen hat. Den Vitalitätskick vergisst man nie mehr im Leben. Es ist, als würde sich strahlende Gesundheit im Körper ausbreiten, die die Leistungsfähigkeit auf ein Vielfaches erhöht. Wie weggeblasen sind Müdigkeit und kleine Wehwehchen, der Körper verjüngt sich von Tag zu Tag. Schade eigentlich, dass die meisten Südseetouristen diesen Umstand meist auf den »Urlaub« zurückführen und nicht darauf, dass sie *SIND*, was sie *ESSEN*.

Schlechte Essgewohnheiten

Die Amerikaner sind uns auf dem Gebiet der orthomolekularen Forschung weit voraus, wahrscheinlich weil sie zu den am schlechtesten ernährten Völkern der Erde gehören. Dies nicht deshalb, weil man dort zu wenig isst, sondern weil man das Falsche zu sich nimmt.

Auch in Europa werden zu viele denaturierte Nahrungsmittel mit jeder Menge Additiven, die nur mehr wenig Lebendiges transportieren, konsumiert. Man sagt dann: Diese Nahrungsmittel haben keine Bio-Verfügbarkeit. In Europa wird die Versorgung mit wichtigen Vitalstoffen immer schwieriger, der Grund sind die sich verschlechternden Ernährungsgewohnheiten, aber auch ausgelaugte und gleichzeitig überdüngte Böden, die Pflanzen nicht mehr mit den nötigen Stoffen versorgen. Erst kürzlich wurde nachgewiesen, dass sich in Bio-Gemüsen und Bio-Obst tatsächlich die bisher immer angezweifelten höheren Konzentrationen von Vitaminen und anderen Nährstoffen befinden.

Orthomolekulare Wissenschaft ist die Erforschung der Zusammenhänge zwischen optimalem Funktionieren des Körpers und optimaler Nährstoffzufuhr.

Unbegrenzte Einkaufsmöglichkeiten

Der Bedarf von Nährstoffen kann von Mensch zu Mensch sehr verschieden sein. Die orthomolekulare Medizin setzt zur Erhaltung der Gesundheit Substanzen ein, die auch in der Nahrung vorkommen, dort aber in zu geringer Dosierung zugeführt werden. Das Ziel ist, die Ursachen von Erkrankungen mithilfe von Nährstoffen zu beseitigen.

Linius Pauling sagt dazu: »Orthomolekulare Medizin ist die Erhaltung guter Gesundheit und die Behandlung von Krankheiten durch Veränderung der Konzentration von Substanzen im Körper, die normalerweise im Körper vorhanden und für die Gesundheit erforderlich sind.« Linius Pauling, der Erfinder der »Mikro-Ernährung«, wurde in völliger geistiger und körperlicher Frische 97 Jahre alt. Er war ein leidenschaftlicher Verfechter sehr hoher Vitamindosen – oft nahm er das 20fache der empfohlenen Vitaminmengen zu sich und fühlte sich blendend. Dass er niemals krank wurde, führte er auf seinen hohen Vitaminkonsum zurück.

Additive sind jene Nahrungszusatzstoffe, die heute in vielen Produkten enthalten sind.

Die Versorgung mit bio-verfügbaren Vitalstoffen wird umso wichtiger, je mehr synthetische, also körperfremde Zusatzstoffe sich in unserer Ernährung befinden. Heute enthalten bereits 80 % unserer Lebensmittel solche Stoffe und nicht jeder verträgt sie.

Der überwiegende Teil unserer Nahrung erreicht uns heute in industriell verarbeiteter Form und ist durch Substanzen aus dem Chemielabor optisch und geschmacklich attraktiver und haltbar gemacht.

In beinahe allen Produkten sind sie zu finden: im Eis, in der Fertigsuppe, im Likör, Brot, in Kartoffelchips, allen Fertigprodukten (außer sie sind »bio«), Kuchen, Schnitten, Cremespeisen, Marmeladen, Pizzas, Schokolade, Pralinen, Keksen, Fruchtjogurts, Bier, Wein, Margarine, Käse, Müsli und Backmischungen.

Wir nehmen eine Unzahl an Säuerungsmitteln, Farb- und Aromastoffen, Geschmacksverstärkern, Emulgatoren, Stabilisatoren, Gelier- und Verdickungsmitteln sowie Konservierungsstoffen zu uns. Daraus ist unsere Nahrung kreiert, daraus erschaffen Lebensmitteltechniker unsere modernen Lebensmittel. Der neueste Trend ist »Functional food«: Substanzen mit Gesundheitsnutzen, also Vitamin- und Mineralstoffzusätze oder Ballaststoffe, werden der Nahrung beigemengt; das hat aber nichts mit dem von Linius Pauling geforderten Mehr an Nährstoffen zu tun, weil niemand letztlich weiß, wie der einzelne Körper darauf reagiert.

Kinder sind für Zusatzstoffe besonders anfällig und entwickeln leicht Allergien.

Zwar muss jeder Zusatzstoff vor seiner Verwendung gründlich getestet sein, empfindliche Menschen werden aber trotzdem krank davon bzw. entwickeln Allergien. Sicher ist, dass es Jahre bis Jahrzehnte dauern wird, bis alle gesundheitlichen Auswirkungen der künstlich manipulierten Lebensmittel ausreichend erforscht sind.

Um den Wert einer »gesunden« Ernährung und damit auch die Wichtigkeit einer zusätzlichen Versorgung mit frischen Früchten oder mit Säften wie dem Morindasaft zu erkennen, muss man verstehen, warum unser Körper so darauf angewiesen ist.

Die Zelle

Die Zelle ist der Baustein des Körpers. Eine gesunde Zelle ist der Transporter der Gesundheit, sie *ist* die pure Gesundheit. Unser Körper ist aus etwa 60 Billionen Körperzellen zusammengesetzt.

Man kann sich diese 60 Billionen Zellen als kleine Kraftwerke vorstellen, in denen ununterbrochen aktiv gearbeitet wird. Um den Arbeitsablauf zu erleichtern bzw. überhaupt erst zu ermöglichen, benötigt die Zelle Enzyme, sie sind unsere guten Geister. Jedes Enzym ist ein Protein und wiederum aus hunderten Aminosäuren (oft Vitaminen) zusammengesetzt.

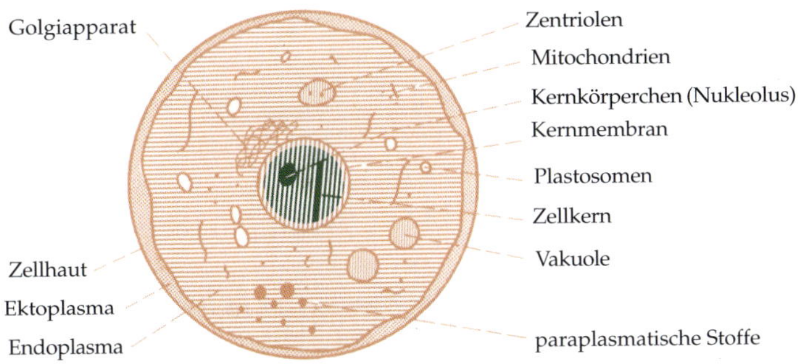

Jede Zelle hat einen Kontrollmechanismus und ein eigenes Kommunikationssystem, so wird gefiltert, emulgiert, resorbiert und werden toxische Moleküle in weniger giftige umgewandelt.

Dabei unterscheiden sich die einzelnen Zellen der Organe nicht durch ihren Aufbau, sondern durch ihre Leistungen. So hat z. B. eine Leberzelle etwa 5000 Stoffwechselvorgänge zu kontrollieren, eine Fettzelle aber nur einige dutzend. Hand aufs Herz – wer pflegt nicht heute seine Fettzellen durch zu viel Süßes, Fettes, Geschmackiges mehr als die fleißige Leberzelle?

Wenn *Körperfremdes* in den Körper kommt, muss es von der Zelle umgewandelt werden; das funktioniert besser oder schlechter, je nach dem Zustand der Zelle und ihrer Versorgung mit Nährstoffen. Die Nährstoffe, die mit einer gesunden Ernährung zugeführt werden, akzeptiert die Zelle als *körpereigen*. Sie wartet darauf und reagiert sofort. Sie braucht die zugeführten Vitamine, Mineralstoffe, Spurenelemente, Fettsäuren und Aminosäuren, um endlich reibungslos funktionieren zu können.

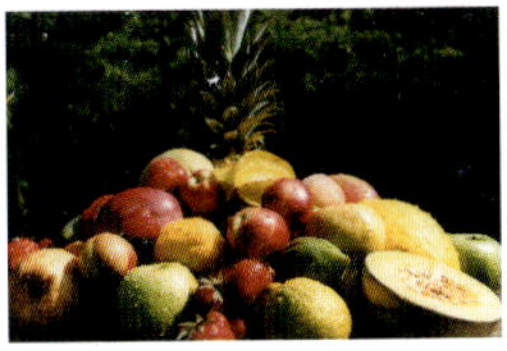

In der Morinda reichlich enthaltene eiweißspaltende Enzyme lösen Verkrustungen unter der Haut, sie wird prall und frisch.

Der Motor all dieses Lebens ist die Sonne. Jedes auf die Erde fallende Lichtteilchen wird absorbiert und ist danach scheinbar verschwunden. Aber nur scheinbar, denn es existiert weiter, in Form von Chlorophyll. Wenn wir ein Salatblatt essen, essen wir auch Lichtenergie. Mithilfe der Sonnenenergie produzieren die Pflanzen Milliarden Tonnen Kohlenhydrate, ohne die wir nicht leben könnten; wir wiederum produzieren Kohlendioxyd, das für die Fotosynthese benötigt wird. Da die Sonnenenergie unerschöpflich ist, könnte dieser Prozess eigentlich ewig weitergehen, ohne dass Pflanze, Tier oder Mensch jemals sterben müssten. Dem ist aber nicht so.

Freie Radikale

Um immer neuen (vielleicht verbesserten?) Lebewesen ihre Chance zu geben, hat die Natur den Tod erfunden. Der Überbringer des Todes sind die *freien Radikale*. Sie gehören zum natürlichen Kreislauf des Lebens, gäbe es sie nicht, so würde jeder von uns Millionen Jahre leben. Die freien Radikale werden, genauso wie das Licht, von der Sonne auf die Erde gesandt oder hier auf Erden durch die Sonne produziert.

Wir können sie durch eine ausgewogene Ernährung eine Weile in Schach halten und uns funktionstüchtig, also jung erhalten; irgendwann ermüdet unser Organismus aber und er gibt auf, dann sterben wir.

Unser Organismus ist wie ein leeres Glas. Im Laufe der Zeit wird es mit Belastungen gefüllt. Ist es voll, so genügt eine zusätzliche Schädigung, um es zum Überlaufen zu bringen.

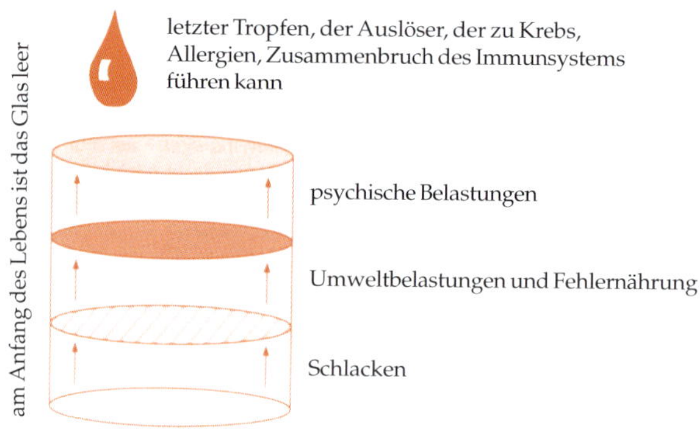

Der Zustand unserer 60 Billionen Körperzellen ändert sich von Minute zu Minute. Je nachdem, wo und ob wir uns bewegen, was wir essen oder trinken, wie wir uns seelisch fühlen, dringen mehr oder weniger freie Radikale in unsere Zellen ein und versuchen sie zu zerstören. Wenn wir zum Beispiel während der Stoßzeiten einen Spaziergang entlang einer stark befahrenen Straße machen, kann es sein, dass wir biochemisch gesehen pro Minute um 2 Monate altern. Kaum befinden wir uns wieder in frischer Luft, beginnen die geschädigten Körperzellen, sich zu reparieren. Essen wir ein Stück Obst und lehnen uns entspannt zurück, werden wir pro Minute wieder um ein paar Tage oder Wochen jünger. Ebenso funktioniert der Vorgang bei seelischen Erschütterungen oder bei unserer Nahrung.

Freie Radikale wollen an unseren Kern – den Zellkern.

Wenn wir gesund leben, wird jede Körperzelle pro Tag 10.000-mal von den freien Radikalen attackiert. Wenn es uns psychisch schlecht geht, wenn wir uns ungesund ernähren, Zigaretten rauchen, viel Kaffee trinken oder Alkohol und Tabletten zu uns nehmen, wenig Schlaf bekommen oder in belasteter Umwelt leben, erhöht sich die Zahl der Attacken auf das bis zu 10fache. Es entsteht eine zerstörerische Kettenreaktion und wir altern dementsprechend schnell.

Wollen wir unsere Zellkerne wiederum reparieren, also wieder jünger werden, so müssen wir Lebensmittel zu uns nehmen, die unsere Zellen dazu befähigen; wir dürfen sie also nicht im Stich lassen, sondern müssen uns darum kümmern, dass die Zellen alles haben, was sie für ihre Erneuerung brauchen.

Körperpflege von innen

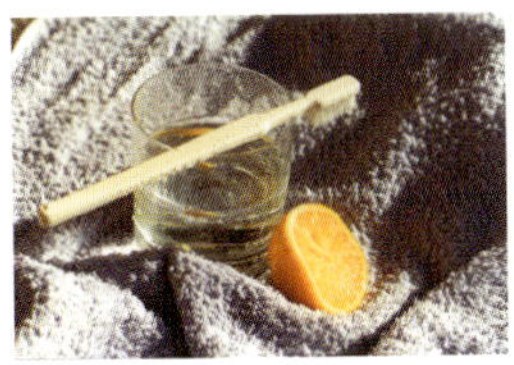

Die Gesundheit der Zelle und somit die Gesundheit des Körpers wird nur dann erhalten, wenn der Körper richtig ernährt wird und eventuelle Mängel durch zusätzliche biologisch hochwertige Nahrung behoben werden, wie es beim Morindasaft der Fall ist. Man kann heute davon ausgehen, dass Obst und Gemüse aus den landwirtschaftlichen »Fabriken« nur mehr einen Bruchteil jener Vitamine und Enzyme enthalten, die frühere Generationen noch daraus beziehen konn-

Unser Boden und die Luft sind mit einer Vielzahl von Schadstoffen belastet, die natürlich auch Rückwirkungen auf die Pflanzen und Tiere haben, die wir essen.

Man sieht den Lebensmitteln ihre schlechte Qualität nicht immer von außen an, aber man kann davon ausgehen, dass sie immer weniger wertvoll sind, je intensiver sie industriell verarbeitet wurden (Fertiggerichte, Dosennahrung).

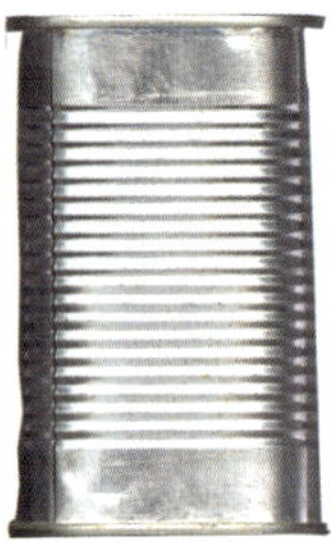

ten. Pflanze und Tier werden heute so manipuliert, dass sie trotz erheblicher Defizite wachsen und groß und üppig gedeihen. So ist – zumindest nach außen – alles in Ordnung. Der Salat ist grün, die Gurke saftig und der Apfel rot oder gelb. Und wie's da drin ausschaut, geht niemand was an. So hat auch jemand, der seine täglichen Obst- und Gemüserationen zu sich nimmt, vielleicht nicht mehr die beste Nährstoffversorgung und weiß es nicht einmal!

Aktive Bestandteile unserer Nahrung

Es ist dem Konsumenten nicht zuzumuten, zur Feststellung der bioverfügbaren Nährstoffe z. B. mit jedem Salatkopf in ein Laboratorium zu wandern; das ist auch nicht im Sinne der Sache.

Manche Nahrungsmittel – von Lebensmitteln kann man hier ja nicht mehr sprechen – versorgen die Zelle nicht mehr mit dem nötigen Betriebsstoff. Wie ein Fahrzeug, dem der Sprit ausgeht, tuckert sie dahin. Es ist eine Frage der Zeit, wann sie endgültig abstirbt, ohne sich vorher erneuert zu haben.

Wie kommt es zu dieser Verschlechterung der Ernährungsbedingungen? Die Massenherstellung von Lebensmitteln mit möglichst langem Ablaufdatum ist nur zu lösen, wenn der Lebensmittelchemiker große Nährstoffverluste in Kauf nimmt. Die nachträgliche Zuführung einzelner, vorher zerstörter Stoffe (Vitamine etc.) wird zwar bereits durchgeführt, ist aber wenig zielführend. Die optimale Zufuhr von Einzelstoffen hilft nichts, wenn die Zusammensetzung der Gesamtnährstoffe nicht stimmt.

Hier hat man in den letzten Jahren zwar schon viel entdeckt und es gibt täglich neue Erkenntnisse, aber die Fragen werden mit jeder Entdeckung nicht weniger, sondern mehr. Man ist dem reibungslosen Funktionieren unseres Organismus zwar auf der Spur, hat ihn aber noch lange nicht endgültig entschlüsselt. Wäre dem so, gäbe es keine Krankheit und kein Altern vor der Zeit mehr.

Wer, obwohl er glaubt, sich gesund zu ernähren, an offensichtlichem Nährstoffdefizit leidet, wie es durch eine Erkrankung, allgemeine Müdigkeit, Abgeschlagenheit, Zahnprobleme, Haarausfall und anderes zum Vorschein kommt, ist gut beraten, seinen Zellen eine Aufmunterungskur zu verordnen. Es kommt sonst zum »negativen Stoffwechsel«, die Zelle und damit der gesamte Organismus leidet an Auszehrung. Unter den Zellen findet ein Kampf ums Dasein statt. Bei der inneren Selbstversorgung holen sich Zellen der lebenswichtigeren Organe Nährstoffe von weniger wichtigen. Da dieser Prozess vorerst unmerklich vor sich geht, werden die Schäden oft erst offenkundig, wenn es fast zu spät ist, wenn man krank wird.

Sich selbst orthomolekular zu behandeln, das heißt sich mit wertvollen Vitaminen, Spurenelementen, Mineralstoffen, Enzymen u. a. in hoher Dosis zu versorgen, bringt Sicherheit. Selbst wenn Schmerzen nicht sofort verschwinden, steigt das allgemeine Wohlbefinden. Wir fühlen, dass es dem Körper besser geht.

Bei schweren, aber auch leichteren Krankheiten sowie bei Unfällen bimmeln in der Zelle lautstark Alarmglocken. Krankheit bedeutet Stress für sie, und damit verbunden ist ein noch größerer Bedarf an wichtigen Nährstoffen, die von außen zugeführt werden müssen. Allgemein bekannt ist, dass der Bedarf an Vitamin C auf ein Vielfaches der normalerweise benötigten Menge ansteigen kann, genauso ist es mit dem Vitamin A und vielen anderen Betriebsstoffen unseres Körpers. Sie alle dienen der Abwehr der freien Radikale und der Reparatur geschädigter Zellen.

Zink z. B. wird mit Milchprodukten kaum resorbiert. Die Vitamine A, E und D sind von der Zelle nur dann zu verwerten, wenn zugleich Galle fließt, die aber nur dann produziert wird, wenn gleichzeitig bestimmte Fette zugeführt werden; hier gibt es hunderte Beispiele.

Glücklicher leben durch richtige Ernährung

- Unser Körper wehrt sich ständig gegen die Überzahl von freien Radikalen, die unsere Zellen attackieren.
- Wir atmen sie mit der Luft ein, wir nehmen sie über die Haut und durch die Nahrung auf.
- Sie entstehen in unserem Stoffwechsel durch Viren, Bakterien, giftige Stoffe, Medikamente, Suchtgifte, Pilze, Farbstoffe, Konservierungsmittel.

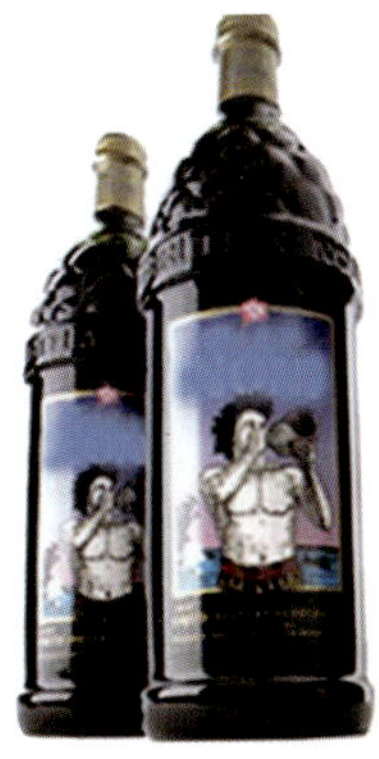

Mutter Natur hat unser Immunsystem so eingerichtet, dass es sich auf jeden unbekannten oder körperfremden Eindringling stürzt und ihm den Garaus macht. Krankheitserreger und Nährstoffräuber haben also – wenn wir gesund sind – keine Chance.

- Sie zehren ständig an unserer Gesundheit und machen uns lange vor unserer Zeit alt und krank.
- Ausbreiten können sie sich nur dann, wenn wir uns falsch ernähren und uns zu wenig und zu selten bewegen.
- Unser Körper tut sein Bestes, um die Zellen zu schützen und uns jung und gesund zu erhalten, aber er verliert aufgrund unserer falschen Ernährungsgewohnheiten so manche Schlacht.
- Zu viel Fett, zu viel Fleisch, zu viele Dosen- und Fertiggerichte, zu viele Schad- oder Konservierungsstoffe, zu viele süße Sachen aus Weißmehl: all das hindert unser Immunsystem daran, mit den täglichen Angriffen der freien Radikale fertig zu werden.

Das Immunsystem

Es ist die Polizei unseres Körpers und wird überall eingesetzt, die Hilfsorgane sind vor allem die Milz, die Thymusdrüse und das Lymphsystem. In der Milz werden die weißen Blutkörperchen produziert, die Jagd auf Zellmüll und auf Bakterien machen. Die Milz speichert auch Blut für lebensbedrohende Situationen. Wenn wir durch einen Unfall plötzlich viel Blut verlieren, leert die Milz ihren Blutspeicher.

Die Thymusdrüse produziert ebenfalls weiße Blutkörperchen und einige Hormone, durch die die Abwehr von Viren und Bakterien in Gang gebracht wird. Sie ist das Zentrum unserer Immunabwehr und die Steuerzentrale unseres gesamten Lymphsystems.

Aus der Kinesiologie weiß man, dass alle unterstützenden Gedanken sich auf das Immunsystem (Milz, Thymusdrüse, Lymphsystem) kräftigend auswirken.

In den Hohlräumen zwischen unseren 70 Billionen Körperzellen fließt Lymphe. Das ist eine Flüssigkeit, in der Abfallprodukte der Zellen mitgeschwemmt werden. Alles was die Zelle nicht benötigt, wird von der Lymphflüssigkeit in Richtung Lymphdrüsen transportiert. Dort sitzen nämlich riesige Abwehrzellen, die wie ein Filter wirken und alles vernichten, was ihnen nicht in den Kram bzw. in unseren Körper passt. Dort sitzen auch todesmutige Generäle (weiße Blutkörperchen), die sofort die Produktion von Unmengen Antikörpern veranlassen, wenn unser Organismus von Krankheitserregern befallen wird. Je nach Bedarf kommen Killerzellen und Fresszellen (bei Grippe Interferonen) zum Einsatz und blasen den Viren oder Bakterien den Marsch. Genauso kriegerisch, wie das klingt, geht es in unserem Körper tatsächlich zu.

Wer seinem Körper etwas Gutes tun will, ist bestens beraten, immer wieder positiv an die Lymphknoten und ihre Aufgabe zu denken und in Form von unterstützenden Gedanken (= Botenstoffen) Power für den Kampf gegen den Feind (= Viren, Bakterien, Krankheitserreger) zur Verfügung zu stellen. Ein geschwächtes Lymphsystem neigt zu Anfälligkeit und zu Infektionskrankheiten.

Die geben wir ihnen in Form von Vitaminen, Enzymen, Mineralstoffen und Spurenelementen, die in der Nahrung vorhanden sind, oder im Körper mithilfe von zugeführten Nährstoffen gebildet werden.

Munition für unsere Armee

Gedanken – wie positiv sie auch immer seien – sind wichtig. Sie finden aber nur dann Resonanz, wenn das Drumherum stimmt. Damit unsere Gesundheitsarmee, die weißen Blutkörperchen, ihre Tätigkeit effektiv verrichten können, brauchen sie ständig Munition. Wehe, wenn etwas fehlt oder wenn zu wenig von den wertvollen Bio-Stoffen verfügbar ist! Der Not gehorchend, wird das Immunsystem sich so schlecht und recht über die Runden retten und versuchen, seine Aufgabe trotzdem zu erfüllen. Das geht aber immer auf Kosten eines Organs oder einer Körperfunktion.

Die Bio-Stoffe werden immer dort eingesetzt, wo sie im Moment am nötigsten gebraucht werden. Sollte darüber hinaus nicht mehr genug da sein, um andere Körperteile zu versorgen, wird unser Körper das in Kauf nehmen; es bleibt ihm gar nichts anderes übrig. Auf Dauer ist es aber gefährlich, sich nicht ausreichend zu versorgen; das ist so logisch wie das Amen im Gebet. Man züchtet sich durch falsche Ernährung und zu wenig Bio-Stoffe Krankheiten regelrecht heran. Dabei ist es so einfach, Munition für unsere weißen Blutkörperchen zu besorgen; das Geheimnis liegt in einem Saft mit großer Wirkung.

Unser Immunsystem wählt von zwei Übeln immer das geringere und die Vorgangsweise, die für den Körper im Moment die beste ist.

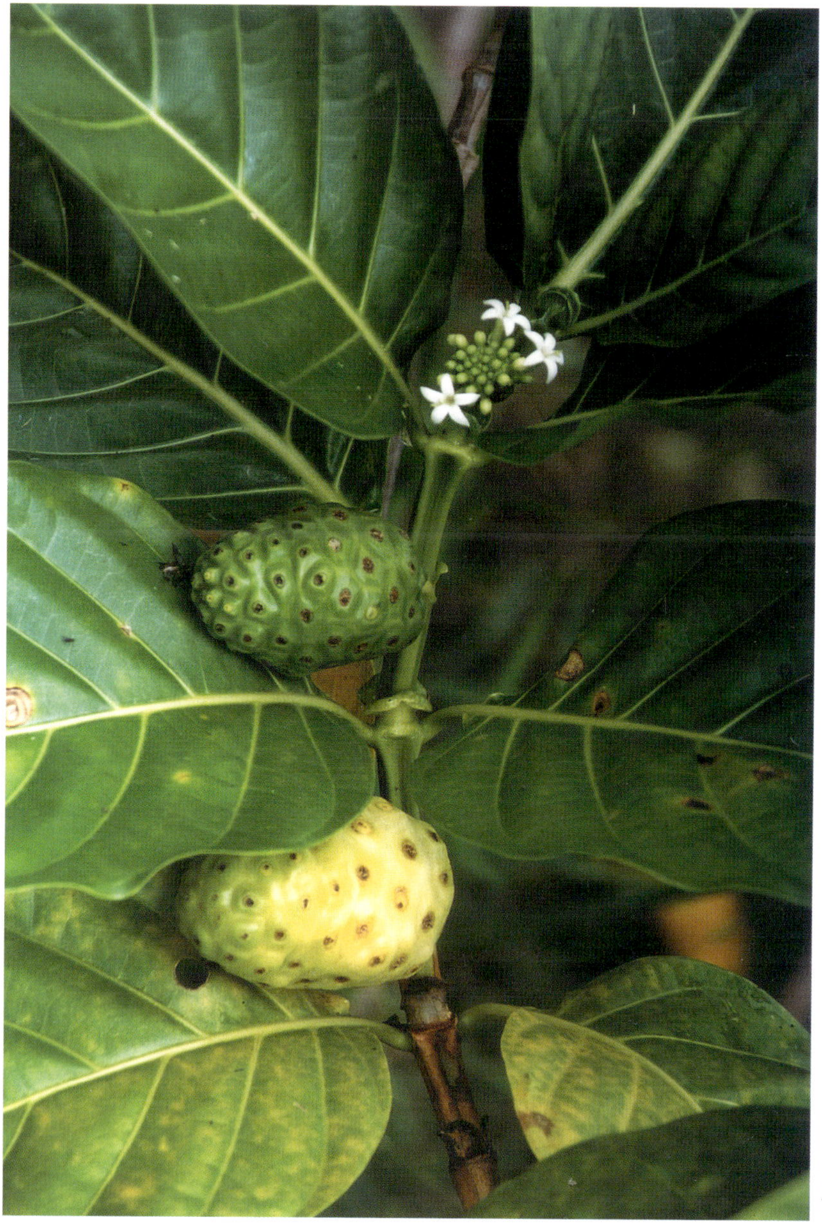

Der Strauch blüht und fruchtet zur selben Zeit

Nui ist eingeborener Hawaiianer aus der königlichen Familie ali'i. Seine Vorfahren haben ihr Land nach den auf den Inseln üblichen Methoden verloren. Die von Weißen dominierte Regierung verlangte Gebühren, die Hawaiianer hatten aber noch niemals Steuern für ihr eigenes Land zahlen müssen und konnten wenig mit den Briefen anfangen, die man ihnen schrieb: So wurden sie enteignet. Weiße Siedler kamen und errichteten weitläufige Plantagen. Die Hawaiianer wurden zu Feldarbeitern. Sie zahlten fortan Steuern und sie lernten das Alphabet, ihre Nonifrucht vergaßen sie nicht. Sie diente ihnen damals, sie dient ihnen heute.

Nahrungsmittel & Färberpflanze

Obwohl die Frucht einen außergewöhnlichen, nicht von jedermann goutierten Geschmack besitzt, kommt sie bei den Naturvölkern in Samoa, Fidschi, Myanmar und Australien häufig auf den Tisch. Wenn man sie findet, wird sie in die tägliche Ernährung einbezogen.

Berühmt war bis ins Jahr 1950, als der Farbstoff schließlich durch synthetische Mittel ersetzt wurde, das Farbbad aus den Wurzelrinden des Baumes. In ganz Asien, vor allem Indien, aber auch bis Europa wurden Farbfabriken mit dem Farbgrundstoff beliefert, aus dem gelbe, rote und purpurne Nuancen erzeugt wurden. Man färbte Stoffe, Wolle und Seide.

Nur in Hawaii und auf den Marquesasinseln wurde Morinda als »Notfrucht« gesehen, die ausschließlich in Hungerzeiten verzehrt wurde und die man sonst nur heilkundlich gebrauchte und den Überschuss an Haustiere verfütterte.

Schmerzkiller & Reiniger

Alle nur denkbaren Krankheiten werden auf den Inseln mit dem Baum geheilt, die besondere Eigenschaft der Morinda sieht man aber in der Schmerzbekämpfung. Die Noniblätter stehen ganz oben auf der Liste klassischer Schmerzmittel bei rheumatischen Attacken, Neuralgien, Magenkrämpfen, schmerzhaften Entzündungen und juckenden Hauterkrankungen. Meist werden die Blätter in Öl angesetzt, mit dem man die betroffenen Stellen einreibt, oder ein Brei aus den Blättern wird mit Öl haltbar gemacht. Die Frucht selbst wird

Man stellt aus den Früchten Seife und sanfte Reinigungslotionen her, die gleichzeitig heilen; die enthaltenen Saponine schäumen leicht.

in allen Varianten verwendet. Sie wird entsaftet und mit Salz vermischt oder zerquetscht auf entzündete Wunden aufgelegt. Mit anderen tropischen Ingredienzien, z. B. Ingwer (Zingiber offic.) und Kawa Kawa (Piper methystic.) zerkleinert und vermischt, ist sie Auflage und Heilmittel bei Quetschungen, Blutergüssen, Prellungen oder Knochenbrüchen. Tiefe Wunden behandelt man eher mit pürierten Blättern.

Häuptling auf Samoa

Die Häuptlinge auf Samoa müssen sich seit vielen Jahrhunderten bei ihrer Initiation einer äußerst schmerzhaften Prozedur unterziehen. Sie werden – nach wie vor mit den uralten Instrumenten – am ganzen Körper tätowiert. Es gibt wenige Mitglieder der großen Familien, die diesen Ritus ablehnen; auch heute, im Zeitalter der Flugzeuge und Fernsehapparate, ist er unverzichtbarer Bestandteil der Stammestradition. Die Punktierung, Stich für Stich, ist eine qualvolle Angelegenheit, die keineswegs nach wenigen Stunden vorüber ist. Es dauert einen ganzen Mondumlauf, 28 Tage, bis die Tätowierung fertig ist. Vorübergehend ist der Körper eine einzige blutige Masse; würde man alle Tätowierungen in wenigen Tagen durchführen, würde der junge Mann am Blutverlust sterben.

Täglich, nach der Zeremonie, wickelt man den zukünftigen Stammeshäuptling in viele Lagen Noniblätter. Sie betäuben den Schmerz, reduzieren die Wirkung der giftigen Tinte und wirken als Schlafmittel.

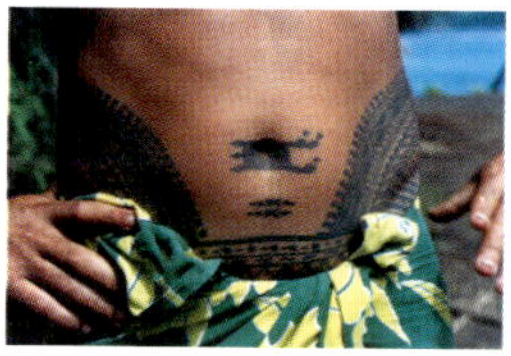

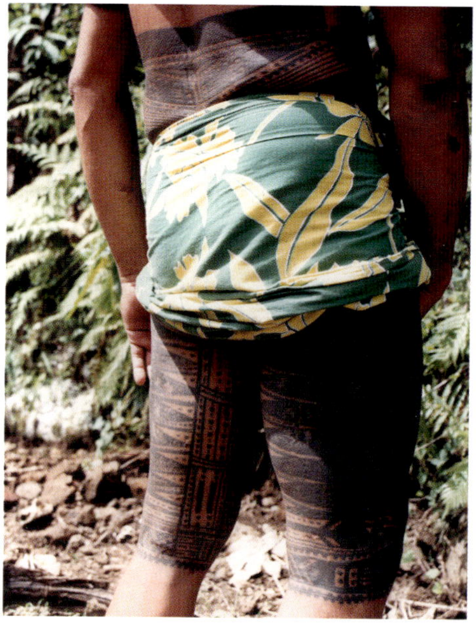

Rituelle Tätowierung auf Samoa

Inhaltsstoffe & Verwendung

Die Frucht der Morinda citrifolia enthält sämtliche Vitamine und Mineralstoffe in überdurchschnittlich hoher Konzentration. Sie ist besonders reich an Antioxidantien wie Kupfer, Eisen, Zink, Mangan und Jod, aber auch an Magnesium, Kalzium, Kalium, Natrium und Phosphor. Die Frucht enthält 1 bis 5 Prozent Säuren, essenzielle Öle und etwa 3 bis 10 Prozent Fruchtzucker, je nach Reifegrad der Frucht. Fruchtzucker wird im Körper in Glukose umgewandelt und steht unmittelbar zur Verfügung. Was die Frucht so besonders wertvoll macht, ist das Zusammenspiel der bisher entdeckten 140 Vitalstoffe, das sind Enzyme, Flavonoide, Saponine, Aminosäuren und Karbohydrate. Die wichtigsten Bestandteile, die in anderen Früchten nicht in dieser Konzentration zu finden sind, sind aber Proxeronin und der Krebskiller Damnacanthal.

Viele Autoren sprechen von zusätzlichen, wahrscheinlich noch hunderten Bio-Katalysatoren, die noch nicht einmal entdeckt sind. Deshalb gibt es wahrscheinlich noch viel mehr biologische Bestandteile, die therapeutisch wirksam sind. Die Frucht steht daher auf der Hitliste der »Anti-Krebs-Mittel« ganz oben. Sie bringt unseren Stoffwechsel auf Trab, regt Nerven und Gehirn an und wirkt antidepressiv. Das enthaltene Betakarotin stärkt das Immunsystem und beugt Gefäß- und Herzerkrankungen vor. Morinda regt die Verdauung an und wirkt tonisierend.

Die enthaltenen Antioxidantien schützen uns vor der Degeneration der Zellen und Krankheiten wie Krebs. Flavonoide regulieren die Durchlässigkeit der Blutkapillaren. Von den reichlich vorhandenen Mineralien in der Frucht ist mittlerweile bewiesen, dass sie vom Körper wesentlich besser verwertet werden als z. B. jene aus den Milchprodukten. Morinda ist wegen des Kalium-, Magnesium- und Kalziumanteils besonders als Osteoporoseprophylaxe zu empfehlen. Der Selengehalt ist hoch; dies ist deshalb besonders wichtig, weil er ja bei Gemüsen und Obst aus unseren Breiten schon beinahe ganz fehlt.

Morinda ist eine »Bombe« voller Vitamine, Mineralstoffe und Enzyme.

Wie alle tropischen Pflanzen enthält Morinda viel Betakarotin, Vitamin C, Flavonoide und Ballaststoffe, Pektine, ätherische Öle, Gerb- und Bitterstoffe, die unseren Körper von Schadstoffen säubern und Keime vernichten.

Antioxidantien sind Stoffe, die als Zellschutz gegen freie Radikale wirken.

Vitamine in der Morinda

Vitamine	Wirkungen	Mangelerscheinungen
Vitamin C wasserlöslich	wichtig für Bindegewebe, Krebsvorbeugung, kräftigt die Muskulatur, tötet Bakterien	Zahnfleischbluten, Erkältungen, Übergewicht, Haarausfall, Konzentrationsmangel, Krampfadern, Besenreiser, Blutergüsse (blaue Flecken), verzögerte Wundheilung, Depressionen, Schlafstörungen
Vitamin A fettlöslich	wichtig für Sehschärfe, Krebsvorbeugung, Schutz vor Umwelteinflüssen, Schutz der Hautzellen	Sehstörungen, Wachstumsstörungen, Hauterkrankungen, Schleimhautprobleme
Vitamin B_1 (Thiamin) wasserlöslich	wichtig für Herzmuskel, Darm und Skelett	Muskelschmerzen, Lungenprobleme, Müdigkeit
Vitamin B_2 (Riboflavin) wasserlöslich	wichtig für die Nervenzellen, Augenschutz	Augenkrankheiten, Darmkrankheiten, Hautkrankheiten, Hautprobleme, Müdigkeit, eingerissene Mundwinkel
Vitamin B_3 (Niacin) wasserlöslich	wichtig für Zellneubildung und Zellteilung, Leber und Darm, Erbinformationen, Nervensystem, Immunsystem	Anfälligkeit, Kopfschmerzen, Nervenkrankheiten, Vergesslichkeit, Übelkeit, wird im Körper aus Tryptophan hergestellt
Vitamin B_6 (Pyridoxin) wasserlöslich	wichtig für Fett- und Eiweißstoffwechsel, Hormonbildung, Zellteilung, Immunsystem	Anfälligkeit, Fehlbildungen, Hautkrankheiten, Nervenkrankheiten
Vitamin E fettlöslich	wichtig bei Entzündungen und als Zellschutz	Altern vor der Zeit, Allergien, Müdigkeit, Unfruchtbarkeit, schlechte Wundheilung
Folsäure wasserlöslich	wichtig für Enzymvorgänge, Zellwachstum, Umwandlung von Aminosäuren	Blutarmut, Immunschwäche, Entzündungen des Gewebes, Durchfall, wunde Zunge, Geburtsfehler, Gedächtnisschwäche, Angstzustände, Depressionen, ungewöhnliche Blutungen
Inositol wasserlöslich	wichtig für Hormone und Nervensystem, Herz- und Muskelgewebe	Augenbeschwerden, schwaches Nervenkostüm, Schlafstörungen, Haarausfall

Vitamine in der Morinda

Vitamine	Wirkungen	Mangelerscheinungen
Pantothensäure wasserlöslich	wichtig für Energieproduktion, Fettstoffwechsel, Sauerstofftransport, Zellwände	Immunschwäche, Kopfschmerzen, Müdigkeit, Muskelschmerzen, Brennen in Unterschenkeln und Fußgelenken

Mineralstoffe in der Morinda

Mineralstoffe	Wirkungen	Mangelerscheinungen
Kalzium	wichtig für Blutgerinnung, Skelett, Herzmuskel, Nervenzellen	Neigung zu Osteoporose, Darmerkrankungen, Parodontose, prämenstruellem Syndrom, hohem Blutdruck
Magnesium	wichtig für Energiestoffwechsel, Herzmuskel, Nervensystem	Neigung zu Migräne, Krämpfen, Harnsteinen, Diabetes mellitus
Natrium	wichtig für den Wasserhaushalt, Nerven- und Muskelfunktionen, Resorption und Transport von Nährstoffen	niedriger Blutdruck, Krampfanfälle, Schwindelanfälle, Orientierungsschwierigkeiten
Kalium	wichtig für Wasserhaushalt, Säuren-Basen-Gleichgewicht, Nervenreizleitung, Enzymsysteme	Müdigkeit, Verstopfung, Herzrhythmusstörungen, niedriger Blutzucker und Blutdruck

Mineralstoffe (Spurenelemente) in der Morinda

Spurenelemente	Wirkungen	Mangelerscheinungen
Zink	wichtig für Zellschutz gegen freie Radikale, Schutz gegen Schwermetallvergiftungen, beteiligt an über 200 Enzymen	Unterfunktion des Sexualapparates, weiße Flecken, Haarausfall, Hauterkrankungen, Infektionsanfälligkeit, verzögerte Wundheilung, Nachtblindheit, Nervenkrankheiten, Depressionen, Lernschwäche
Eisen	wichtig für Sauerstofftransport im Blut, Bestandteil wichtiger Enzyme, Blutfarbstoffbildung, Energiestoffwechsel, freie Radikale	Müdigkeit, Kopfschmerzen, Reizbarkeit, Rillen in Fingernägeln, Risse in Mundwinkeln, Entzündungen, Hautblässe, brüchiges Haar

Mineralstoffe (Spurenelemente) in der Morinda		
Spurenelemente	**Wirkungen**	**Mangelerscheinungen**
Mangan	wichtig für Schutz gegen freie Radikale, Histaminabbau, Sexualhormonherstellung, Kollagenbildung, Blutgerinnung, Nervenüberträgersubstanzen	Blutgerinnungsstörungen, graue Haare, Immunschwäche, Wachstumsverzögerungen, geringes sexuelles Interesse
Jod	wichtig für Schilddrüsenhormone, Schutz gegen freie Radikale, Fettstoffwechsel	Kropf, Gewichtszunahme, trockene Haut
Selen	wichtig für den Schutz vor freien Radikalen, Enzymproduktion, Schutz gegen Umweltgifte, Antikörperproduktion, Immunsystem, Schilddrüsenhormone	Magen-Darm-Erkrankungen, Herzvergrößerung, Augenerkrankungen, Muskelschwäche, kein sexueller Appetit, Aufhellung von Haut und Haaren
Kupfer	wichtig für Blutbildung, Immunsystem, Bindegewebe, Skelett, zentrales Nervensystem, Pigmentstoffwechsel	Blutarmut, Schlafstörungen, Haarstörungen, erhöhte Cholesterinwerte, Hypertonie, Arteriosklerose
Kieselsäure	wichtig für Knochenaufbau, Kollagenbildung, Bindegewebe	Nagelbrüchigkeit, Osteoporose, erhöhtes Krebsrisiko, Augenkrankheiten
Vanadium	wichtig für Regulierung des Blutzuckers, Fettstoffwechsel, Zähne und Knochen	noch nicht bekannt
Phosphor	wichtig für alle Stoffwechselvorgänge	praktisch nicht möglich

Enzyme - Wunderstoffe für Lebensfreude, Jugend & Schönheit

Enzyme werden als Biokatalysatoren bezeichnet und das sind sie auch. Sie beschleunigen oder aktivieren lebenswichtige Vorgänge wie die Atmung, die Zellteilung und die Verdauung. Jedes Enzym hat eine bestimmte Aufgabe und kann pro Minute Millionen Mal tätig werden. Annähernd 4000 Enzyme sind bisher erforscht worden, kaum ein Zehntel der tatsächlich vermuteten Anzahl.

Der berühmte Ernährungswissenschaftler und Biochemiker Dr. Edward Howell sagt: »Jeder Mensch hat ein festgelegtes Potenzial an Enzymen. Dieses Potenzial vermindert sich im Laufe der Zeit. Wer sich enzymlos ernährt, übt Raubbau an seiner körpereigenen Enzymreserve; daraus resultieren eine Verkürzung des Lebens und Krankheit. Im biologischen Sinn gibt es unter Menschen, die sich konventionell ernähren, keine vollständig gesunden.«

Um genug Enzyme aus der Nahrung zu erhalten, müssen wir sie unerhitzt essen oder trinken; Enzyme werden durch Hitze zerstört. Gekochte Speisen enthalten also keine Enzyme mehr. Die Coenzyme, Hilfskräfte der Enzyme, ohne die sie nicht wirksam werden, sind Vitamine und Mineralstoffe.

Ab 35 Jahren reduziert die Bauchspeicheldrüse ihre Enzymproduktion um immerhin 60 Prozent, schon mit 40 Jahren haben wir fast keine Reserven mehr. Wir müssen also unsere Enzymspeicher wieder auffüllen, um nicht Opfer chronischer Krankheiten zu werden. Spätestens jetzt ist der Zeitpunkt gekommen, sich bewusster Ernährung und Lebensführung zuzuwenden. Dies funktioniert besonders gut durch Frischsäfte.

Alle Vorgänge im Körper werden durch Enzyme regelrecht »angefeuert«; sind ausreichend Enzyme vorhanden, laufen alle Vorgänge schneller ab - schneller heißt hier bis zu eine Million Mal häufiger.

Das erste Enzym wurde 1897 entdeckt, also vor mehr als 100 Jahren. Der Entdecker Eduard Buschner fand das Enzym Zymase in der Bierhefe und erhielt dafür den Nobelpreis.

Heilung durch Enzyme

Seit Anfang der Sechzigerjahre sind Enzympräparate in den Apotheken und Reformhäusern erhältlich. Einen Boom erlebten sie mit der Entdeckung der Enzyme in der Ananas und in der Papaya, die

Je älter man ist, desto mehr nimmt die körpereigene Enzymproduktion ab.

verdauungsunterstützend wirken und den Fettstoffwechsel anregen. Die Enzymtherapie wird in der Zwischenzeit als eine der wichtigsten naturheilkundlichen Behandlungsmethoden gehandelt und Enzympräparate gehören zu den erfolgreichsten Arzneimitteln. Max Wolf, Begründer der »systemischen Enzymtherapie«, spricht aus, was viele Menschen am eigenen Leib erlebten: »Frühzeitiges Altern und die meisten degenerativen Krankheiten sind auf einen Mangel an Enzymen zurückzuführen.«

Botenstoffe mit Heileigenschaften

Um die Wirkungsweise verstehen zu können, sollten Sie sich die Stoffwechselvorgänge in unseren Körpern ins Gedächtnis rufen. Der Körper, ca. 60 Billionen Zellen, ist einer ununterbrochenen Erneuerung unterworfen. Ständig stirbt etwas ab, dafür entsteht etwas Neues. Der Baustoff für die unentbehrlichen Erneuerungs- und Reparaturmaßnahmen ist körpereigenes Eiweiß – das Protein. Tausende verschiedene körpereigene Proteine sind für tausende unterschiedliche Aufgaben zuständig.

Nahrung ist von so entscheidender Bedeutung, dass ich mich manchmal wundere, warum »Richtig essen« nicht als Hauptfach ab der ersten Klasse Volksschule gelehrt wird.

Ohne Keratin (ein Protein) keine Haare und Fingernägel, ohne Kollagen (eine Verbindung mehrerer Proteine) keine Haut, ohne Actin (ein Protein) keine Muskeln, ohne die Transportproteine kein Sauerstoff im Blut und keine Nahrungsmoleküle in den Zellen usw.

Das Eiweiß aus der Nahrung, also aus Fleisch, Fisch, Eiern, Milch, aber auch aus den Hülsenfrüchten, Gemüsen und Obst, wird vom Verdauungsapparat in Aminosäuren zerlegt. Aus dem Nahrungseiweiß baut sich unser Körper sein körpereigenes Eiweiß (Protein) je nach Bedarf zusammen, dazu braucht er ständig 22 verschiedene Aminosäuren. Einige kann er selbst herstellen, andere müssen regelmäßig mit dem Essen zugeführt werden. Denn nur wenn die 22 essenziellen – das heißt lebensnotwendigen – Aminosäuren gleichzeitig vorhanden sind, können die Prozesse im Körper ungestört ablaufen. Fehlt nur eine einzige davon, wächst das Kind nicht mehr richtig, der erwachsene Mensch altert in Rekordzeit, Krankheiten werden nicht mehr abgewehrt, der Denkprozess verlangsamt sich und andere gräuliche Dinge mehr.

Während Zigtausend körpereigene Proteine dafür sorgen, dass unser Stoffwechsel funktioniert, sorgen die Enzyme als Impulsgeber dafür, dass es überhaupt so weit kommen kann. Enzyme sind die Steuermänner unseres Körperschiffes, sie beaufsichtigen und beeinflussen die biologischen Prozesse, wir brauchen sie praktisch überall, sie sind allgegenwärtig und bestehen aus zwei Teilen: aus einem großen Proteinmolekül und einem Coenzym, das ist meistens ein Vitamin oder Spurenelement (Mineralstoff). Die meisten der Coenzyme müssen mit der Nahrung zugeführt werden.

Ein Bruchteil der Enzyme ist erforscht, viele sind noch nicht entdeckt. Genauso wie es zahllose Aktivitäten unserer einzelnen Körperzellen gibt, gibt es die zugeordneten Enzyme mit ebenfalls zahllosen Aufgaben.

Nach Schätzungen des Ernährungswissenschaftlers Roger William – er hat die Pantothensäure und andere B-Vitamine entdeckt – gibt es wahrscheinlich 50.000 verschiedene Enzyme im Körper. Enzyme sind der Betriebsstrom, der unser Licht zum Leuchten bringt. Ohne Enzyme geht gar nichts.

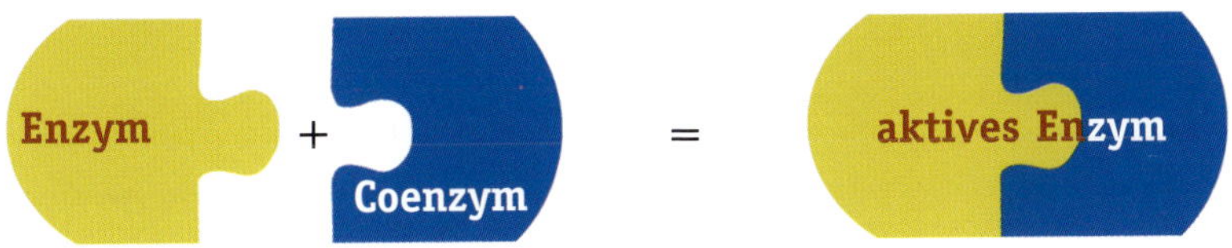

Enzyme beeinflussen chemische Vorgänge innerhalb der Zellen.

Coenzyme sind Vitamine, Mineralien, Spurenelemente, die ein Enzym erst aktivieren.

Alle Menschen könnten länger leben und dabei gesünder bleiben, wenn sie ihre Enzymversorgung im Auge behalten würden. Die Unterversorgung mit Enzymen bringt notgedrungen eine Unterversorgung der Zelle mit Vitaminen und anderen Stoffen mit sich, sie wird immer langsamer nachgebaut oder sie entartet. Von außen sieht man vielleicht noch nichts, aber Organe und Gewebe erkranken. Dann wird auch die Haut schlaff, man wird müde und weniger belastbar, das Haar geht aus, der Körper wird schwächlich.

Überfluss heißt manchmal Unterversorgung

Auch die konservativsten Wissenschaftler können sich der Erkenntnis nicht entziehen, dass die jahrelang propagierten Vitamin- und Mineralstoffmengen für uns womöglich nicht mehr ausreichen und dass es außerdem auf eine Vielzahl von Stoffen ankommt, die man vor einigen Jahren noch gar nicht gekannt hat.

Ja aber, wird hier so mancher sagen, es hat doch früher auch immer funktioniert – warum soll man heute, da alles im Überfluss vorhanden ist, da jeder sich nach Belieben mit allem eindecken kann, was gut und teuer ist, so genau auf die Enzyme achten? Die Antwort ist leicht: weil wir zwar älter werden als noch vor einigen Jahrzehnten, aber nicht genauso *GESUND* älter werden, wie uns das eigentlich zusteht. Weil wir – gerade weil wir älter werden – besonders auf das *WIE* achten müssen. Weil noch immer – trotz größter medizinischer Erfolge – viel zu viele Menschen lange vor ihrer Zeit an Krebs und anderen Erkrankungen sterben oder unsäglich leiden. Wenn auch nur die geringste Chance besteht, dies durch Essen von Früchten oder durch Trinken eines Fruchtsaftes zu verhindern, so soll man das auch tun.

Der Vorbericht zu einer groß angelegten Ernährungsuntersuchung, die wahrscheinlich erst in einigen Jahren ganz abgeschlossen sein wird, sagt aus, dass der Zusammenhang zwischen Ernährung und Gesundheit (Krebs!) viel größer ist, als das bisher (übrigens auch von den Ernährungsexperten!) angenommen wurde. Fast täglich werden neue bioaktive Pflanzenstoffe entdeckt und neue Zusammenhänge deutlich.

Antioxidation – Zellschutz pur

In jeder Sekunde, bei allen Stoffwechselvorgängen, entstehen die freien Radikale, chemisch instabile Atome oder Moleküle. Sie sind unvollständig, es fehlt ihnen nämlich ein Elektron. Mit Vehemenz versuchen sie, eines zu ergattern, und dabei bedienen sie sich aller Mittel. Sie rauben sich das Elektron auch dann, wenn der Gesamtkörper dadurch Schaden erleidet. Um ihr Elektron zu bekommen, machen sie es wie Bankräuber; sie knacken die Zellen, indem sie das Elektron heraussprengen – nach dem Motto: »Hinter uns die Sintflut!« Die geschädigten Zellen sind nicht mehr funktionstüchtig bzw. ganz zerstört. Den zerstörerischen Prozess in den Zellen nennt man Oxidation.

Die Stoffe, die dieser Oxidation entgegensteuern, heißen Antioxidantien.

Nicht nur wir Menschen, sondern auch Tiere und Pflanzen sind den Angriffen ausgesetzt; es sind dieselben Umweltbelastungen, unter denen sie leiden: Sonne, Luftschadstoffe, Umweltgifte oder krank machende Bodenorganismen. Genauso wie der Mensch wollen sie nicht vor ihrer Zeit sterben und bilden in den Blättern und den Randschichten der Früchte (unsere Großeltern wussten schon, warum sie uns empfahlen, den Apfel mit der Schale zu essen) Stoffe, die sie vor dem Verderben schützen. Damit halten sie sich die freien Radikale vom Hals und stellen diese Schutzstoffe auch uns zur Verfügung, wenn wir die Früchte oder Knollen und die Blätter essen.

Drei Hauptenzyme sind notwendig, um freie Radikale zu neutralisieren.

Das Enzym *Superoxiddismutase*: Um es herzustellen, muss der Körper ausreichend Kupfer, Zink und Mangan zur Verfügung haben. Diese Spurenelemente haben darüber hinaus selbst antioxidative Eigenschaften.

Das Enzym *Glutathionperoxidase*: Es wird ebenfalls vom Körper selbst produziert, braucht dazu aber eine ausreichende Menge Selen.

Das Enzym *Katalase*: Hier braucht der Körper ausreichend Eisen, ein Mineral, das ebenfalls antioxidative Eigenschaften besitzt.

Morinda citrifolia ist überreich an heilenden Aktivstoffen, hat aber darüber hinaus noch eine Reihe von Botenstoffen zu bieten, die sich nicht selbstverständlich in allen Früchten und Gemüsen befinden.

Jeder Mensch ist den Angriffen der freien Radikale vom Zeitpunkt seiner Geburt an ausgesetzt. Mit der normalen Menge wird ein gesunder Körper fertig. Kritisch wird es nur dann, wenn die Umweltbelastung durch Ozon, zu viel Sonne, Abgase, Rauch, Schadstoffe und Gifte zu hoch ist.

Multivernichter und Fänger mit großer Erfolgsquote sind auch die Vitamine C, E und A (und Vorstufen wie Betakarotin oder Provitamin A).

Biologisch wirksame Substanzen in der Morinda		
Botenstoffe	**Wirkungen**	**Mangelerscheinungen**
Ancubin	wichtig für Umwandlung der Antioxidantien (Vitamine und Spurenelemente), Bakterienabwehr, Magen- und Darmtrakt	Darmstörungen, Beeinträchtigung des Stoffwechsels
Arginin	wichtig für Freisetzung wesentlicher Hormone (Wachstumshormon und Insulin), Krebshemmung, Immunabwehr, Befreiung von überflüssigem Stickstoff durch den Harn	nur während Schwangerschaft und Wachstumsphasen möglich
Aspartate	wichtig als Neurotransmitter, für Stoffwechselvorgänge zur Bindung und Ausscheidung von Ammoniak	Mangel nicht möglich
Benzodioxole	wichtig für antioxidative Schutzwirkungen, Enzymbildung	schwache Immunabwehr
Benzoesäure	wichtig für den Stoffwechsel und die Enzymbildung, wirkt in Zusammensetzung mit anderen Stoffen gegen Bakterien und Pilze	schwache Immunabwehr
Caprinsäure mittelkettige Fettsäure	wichtig als Energielieferant, für den Leberstoffwechsel, wirkt pilzhemmend	Mangel kaum möglich
Cystein	wichtig als Schutz gegen degenerative Erkrankungen und für antioxidative Prozesse, reduziert die toxische Wirkung von Chemikalien, wichtig für die Wiederaufbereitung von Vitamin C und E	Immunabwehr herabgesetzt
Damnacanthal	wichtig als Schutz gegen freie Radikale, Krebshemmung (siehe eigener Abschnitt)	Mangel nicht erforscht

Biologisch wirksame Substanzen in der Morinda

Botenstoffe	Wirkungen	Mangelerscheinungen
Eugenol	wichtig als Schutz gegen freie Radikale, Krebshemmung, Schmerzbekämpfung, bei entzündlichen Prozessen	Immunabwehr herabgesetzt
Glycin	wichtig für die Ausscheidung von Harnsäure, Neurotransmitter mit beruhigender Wirkung	Angstzustände, Störungen des Nervensystems, Immunabwehr herabgesetzt
Hexacosanol	wichtig für Gesamtstoffwechsel, Leistungsfähigkeit	Mangel nicht bekannt
Isoleucin	wichtig für die Proteinsynthese, Energiequelle der Muskeln	Mangel nicht möglich
Leucin	wichtig für die Proteinsynthese, Energiequelle der Muskeln	Mangel nicht möglich
Limonen (Aromastoff)	wichtig für die Erhöhung der Aktivität der Entgiftungsenzyme in Leber und Dünndarm, für die Reduktion des Cholesterinspiegels und antioxidativ	schwächere Immunabwehr
Linolsäure	wichtig für Transport des Atemsauerstoffes, Zellteilung, Stabilität der Chromosomen im Zellkern	Mangel kaum möglich
Myristinsäure	wichtig als antioxidatives Mittel	Mangel nicht erforscht
Noni-ppt	wichtig als antioxidatives Mittel, für die Krebsvorbeugung	Mangel nicht bekannt
Orotsäure	wichtig in der Gruppe der B-Vitamine (Vitamin B 13), antioxidative Wirkung, Stoffwechselvorgänge	Mangel nicht bekannt
Palmitinsäure	wichtig für Fettstoffwechsel	Mangel kaum möglich

Biologisch wirksame Substanzen in der Morinda

Botenstoffe	Wirkungen	Mangelerscheinungen
Phenylalanin (Phe)	wichtig für Neurotransmittersynthese, Schmerzlinderung, Hormonerzeugung	geringer Dopaminspiegel (z. B. bei parkinsonscher Krankheit)
Proxeronin	wichtig für alle Stoffwechselvorgänge	siehe eigener Abschnitt
Scopoletin	wichtig bei entzündlichen Prozessen	Mangel kaum möglich
Threonin	wichtig für die Thymusdrüse, Produktion von weißen Blutkörperchen, Funktion des Immunsystems	Fettleber, Zurückbleiben der Knochenentwicklung, Gewichtsverlust
Tryptophan	wichtig zum Aufbau von Zellprotein, Vorläufer für Vitamin B3 und Serotonin	Mangel kann zu Serotoninmangel führen (Serotonin = Botenstoff im Gehirn, der beruhigende Wirkung hat)
Tyrosin	wichtig für Herstellung von Schilddrüsenhormon und Melanin, Schmerzbekämpfung	Mangel kaum möglich

Das bemerkenswerte Xeronin

Ohne Xeronin stirbt der Mensch.

Eigentlich waren die ausgelaugten Böden Hawaiis daran schuld, dass Dr. Ralph Heinicke den Botenstoff Xeronin entdeckte. Der Wissenschaftler beschäftigte sich ursprünglich mit dem wichtigsten Inhaltsstoff der Ananas, dem Bromelain, das dringend für die boomende »Enzymwelle« in den USA benötigt wurde, aus den Früchten aber immer seltener ausreichend isoliert werden konnte.

Heinicke identifizierte das Xeronin als den therapeutischen Wirkstoff in Bromelain und bewies, dass Xeronin eine wichtige Rolle im Zusammenspiel von Enzymen und Proteinen übernimmt, ja dass Xeronin dieses Zusammenspiel überhaupt erst möglich macht.

Als er die in Hawaii als »Wunderheiler« bekannte Nonifrucht auf ihren Xeroningehalt testete, fand er zwar kein Xeronin, aber die Vorstufe davon in so hoher Konzentration, dass ihm das Herz lachte.

Heinicke: »Xeronin ist für die Funktion der Proteine – der Bausteine des Lebens selbst – unverzichtbar. Daher stört ein Mangel an Xeronin die gesamte biochemische Balance dramatisch, und die Widerstandskraft gegen Krankheiten, chronische Leiden und Infektionen aller Art ist erheblich beeinflusst. Mit zunehmendem Alter wird im Körper weniger Xeronin produziert. Jede Form von Stress, psychischer und physischer Belastung, Operation, Verletzung oder Dauerärger setzt den Xeronin-Gehalt im menschlichen Körper herab. Das ist der Grund, warum stressgeplagte Menschen schneller altern und anfälliger für chronische Leiden werden. Viele von uns leben mit dem täglichen Stress. Wir alle brauchen Hilfe gegen diese schwächenden Effekte, die in unserem Körper ernsthafte Zerstörungen anrichten können. Offen gesagt gibt es keinen besseren Weg als die Einnahme von Nonisaft, um das Xeronin zu ersetzen, das der Stress unserem Körper täglich wegnimmt. Ich kenne kein Heilmittel, mit dem so viele Erkrankungen therapiert werden können.«

In einer Untersuchungsreihe stellte sich heraus, dass sich mit Xeronin eine Wunderwaffe gegen Krankheiten wissenschaftlich nachweisen ließ, die von den einheimischen Heilern Hawaiis traditionell schon immer eingesetzt wurde.

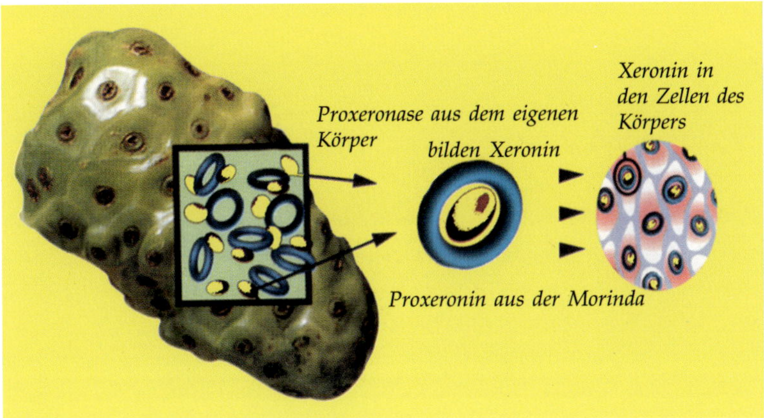

Xeroninerzeugung durch Zufuhr von Proxeronin

Proxeronin ist ein Riesenmolekül. Kommt es in den Körper, so verbindet es sich zuerst einmal mit einem Stoff, den jeder Mensch im Überfluss besitzt, mit Proxeronase. Aus den beiden Stoffen entsteht etwas Neues – das Xeronin.

Die Vorstufe des Xeronins wird durch die Nahrung zugeführt und in kleinen Mengen in der Leber gespeichert.

Der Körper produziert immer nur kleine Mengen davon, die er unserem Betriebssystem in exakt jener Menge, die es im Moment braucht, zur Verfügung stellt. Dies ist der Grund, warum Xeronin lange Zeit im menschlichen Stoffwechsel nicht entdeckt worden ist. Normalerweise speichert die Leber Proxeronin, die Vorstufe also, und gibt immer dann kleine Mengen frei, wenn Xeronin aufgebaut werden muss.

Für die Arbeit der körpereigenen Proteine gehört Xeronin zu den unverzichtbaren Wirkstoffen. Natürlich kann es nur dann ausreichend gebildet werden, wenn ausreichend Proxeronin zugeführt wird. Alle Zellen werden mit Xeronin funktionstüchtiger. Wenn im Stoffwechsel zu wenig davon hergestellt werden kann, kommt es zu Fehlfunktionen.

Enthalten ist Proxeronin im gesunden Gewebe aller Pflanzen und Tiere, in größeren Mengen vor allem aber in tropischen Früchten. Der Hauptlieferant war bis vor wenigen Jahren die Ananas, bis der Wissenschaftler Heinicke herausfand, dass Morinda citrifolia die 800fache Menge der Vorstufe zum Xeronin besitzt. 800-mal mehr als die Ananas, die wegen ihres Enzymreichtums von Biochemikern zu Heilmitteln verarbeitet wird.

Alle Zellen benötigen Xeronin, sonst kommt es zu Fehlfunktion.

Fast alle unserer körpereigenen Proteine brauchen Xeronin, um ihre Aufgaben erfüllen zu können; es sind immerhin einige tausend. Transportproteine, Hormone, andere Enzyme und Antikörper benötigen ständig Xeronin. Es wird also laufend gespeichertes Proxeronin aus der Leber abgerufen und in Xeronin umgewandelt. Das Proxeronin nehmen wir in Form von Lebensmitteln zu uns, es kommt in den Speicher in der Leber; was darüber hinaus im Moment nicht gebraucht wird, wandert sofort in den Zellmüll und wird vernichtet.

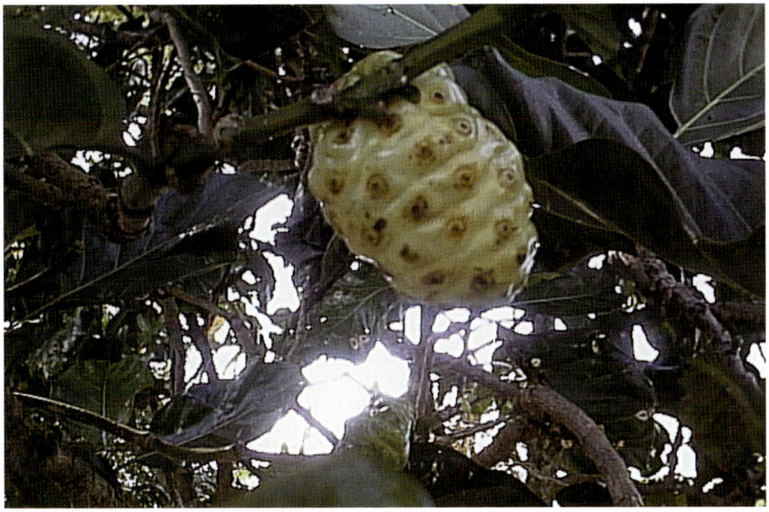

Xeronin ist dafür verantwortlich, dass in unserem Körper alles in Bewegung bleibt; nicht zuletzt deshalb, weil es auch für die Bewegung der Lymphe und den Abtransport von Schlacken eine entscheidende Rolle spielt. Xeronin sorgt also dafür, dass unser Gewebe nicht zur Müllhalde für degenerierte oder tote Zellen verkommt.

Früher einmal war die Proxeroninzufuhr durch die Ernährung gedeckt. Je hektischer die Zeit wird, in der wir gezwungenermaßen leben, desto größer wird der Bedarf an körpereigenen Proteinen. Diese brauchen zum Funktionieren ausreichend Xeronin. Für die Produktion von Xeronin benötigt unser Körper Proxeronin – ein immerwährender Kreislauf.

Natürlich sind die Prozesse, die sich in unserem Körper abspielen, während Xeronin erzeugt wird, chemisch komplex. Außer dem körpereigenen Proxeronase sind daran auch noch andere Botenstoffe beteiligt. Sie scheinen aber nach derzeitigen Erkenntnissen nicht zu jenen zu gehören, an denen wir Mangel leiden. Was fehlen kann, ist nach momentanem Wissensstand das Proxeronin.

Wenn wir überschüssiges Xeronin hätten und die Natur es nicht nach getaner Arbeit immer wieder nutzlos werden lassen würde, könnte dieses Xeronin unsere Proteine zu immer höheren Leistungen antreiben. Das wäre nicht im Sinne des Erfinders. Unser selbsterzeugtes Xeronin zerfällt also, nachdem es ausreichend genutzt wurde. Anders ist das bei einigen Pflanzen, die es für die Zukunft speichern wollen. Mehr davon im Abschnitt »Alkaloide - Junkformen von Xeronin«.

Die traditionelle chinesische Medizin bezeichnet die Leber als »Kaiser mit Verantwortung für die Verteidigung des Körpers«. Wenn man daran denkt, dass in der Leber das unverzichtbare Proxeronin gespeichert wird, kommt einem der Spruch nicht mehr übertrieben vor.

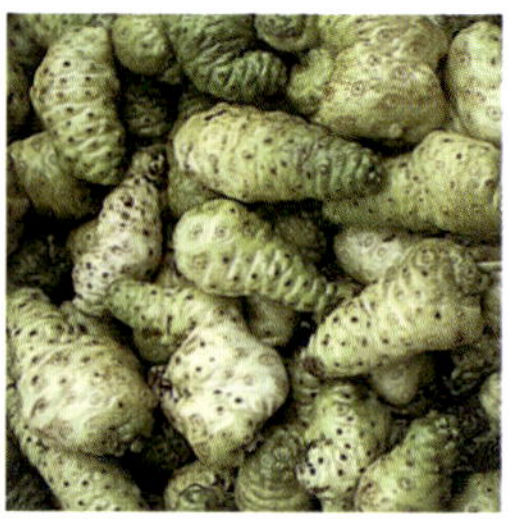

Erhöhter Bedarf an Proxeronin bei:

Krankheit • jeder Art von Stress • Schwerarbeit
Wachstumsphasen • Rekonvaleszenz • Alter
• Umweltbelastungen

Wissenschaftler, allen voran natürlich Dr. Ralph Heinicke, gehen heute davon aus, dass viele der »modernen« Krankheiten durch einen Mangel an Xeronin verursacht sind. Die bestmögliche Versorgung mit Proxeronin, z. B. durch Morindasaft, kann also durchaus Prozesse rückgängig machen, leichte Erkrankungen heilen und schwere entscheidend bessern.

Dafür spricht eine Vielzahl von Heilberichten aus den USA, von denen manche an Wunder grenzen. Die wunderbaren Gesundheitserfolge führt man auf die ausreichende Versorgung mit Xeronin zurück und Morinda garantiert außer dem Vitamin- und Mineralstoffcocktail auch noch große Mengen Proxeronin. Mit einem gesunden Xeroninspiegel blühen Haut, Haare, Zähne, Muskeln, Gelenke, Organe, allen voran die Leber, im wahrsten Sinn des Wortes auf.

Alkaloide – Junkformen von Xeronin

Während Menschen und Tiere nicht benötigtes Xeronin sofort abbauen, haben manche Pflanzen (auch sie bilden Xeronin) die Tendenz, es für »schlechtere« Zeiten zu speichern. Es enthält wertvollen Stickstoff, den sich die Pflanze für Notzeiten sichern will. Um das Xeronin zwar einerseits zu speichern, es aber andererseits zu inaktivieren (Sie erinnern sich, aktives Xeronin bringt alles auf Trab!), verbinden die Pflanzen es anstatt mit Proteinen mit molekularem Müll. Xeronin zerfällt dann nicht mehr, ist aber auch nicht mehr aktiv. Diese chemische Verbindung ist ein Alkaloid.

In vielen Pflanzen befinden sich solche Alkaloide. Alkaloide sind mehr oder weniger giftige Stickstoffverbindungen. Zehntausende solcher Alkaloide sind in der Zwischenzeit entdeckt.

Beispiele sind:

Aconitin (im Eisenhut – sehr giftig) • Atropin (in der Tollkirsche – sehr giftig) • Chinin (in der Chinarinde – wenig giftig, anregend) • Cocain (im Kokastrauch – mäßig giftig, sehr anregend) Colchicin (in der Herbstzeitlose – sehr giftig) • Curare (in südamerikanischen Lianen – sehr giftig) • Ergolin (in Mutterkorn – giftig) • Hyoscyamin (in Bilsenkraut – giftig) • Koniin (in Schierling – sehr giftig) • Morphin (in Mohn – mäßig giftig) • Nicotin (in Tabak – mäßig giftig) • Reserpin (in Rauwolfia – giftig) • Scopolamin (Stechapfel, Nachtschatten, Tomate– mäßig giftig) Solanin (Kartoffel– mäßig giftig) • Strychnin (Brechnuss – giftig) • Vinca (Immergrün – mäßig giftig)

Die ersten isolierten Alkaloide waren Morphin (1804) und Chinin (1820).

Dr. Heinicke nennt diese pflanzlichen Alkaloide »Junkformen von Xeronin«, nur dazu da, Xeronin zu stabilisieren und es damit für die Stickstoffversorgung aufzubewahren.

Eine interessante Schlussfolgerung zieht er in einem Interview: »Die Alkaloide sind in der Pflanze völlig inaktiv. Weil ihre Struktur dem Xeronin ähnlich ist, werden sie, wenn wir alkaloidhaltige Pflanzen konsumieren, von unseren Proteinen als Xeronin behandelt und akzeptiert.«

Nie mehr rauchen

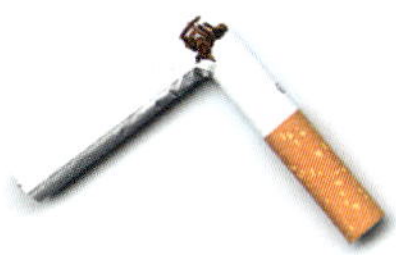

»Wenn man z. B. eine Zigarette raucht, gelangt das Alkaloid Nicotin in den Körper. Es gleicht dem Xeronin so sehr, dass es unsere körpereigenen Proteine täuscht. Unsere Proteine akzeptieren eher das Nicotin als unser selbst produziertes Xeronin. Wenn das Nicotin den Platz von Xeronin eingenommen hat, aktiviert es das Protein in derselben Weise wie Xeronin, nur natürlich weniger effektiv. Wenn ein Mensch viel raucht, verändern sich seine Proteine allmählich so, dass sie eher zum Nicotin als zum Xeronin passen. Dies kann die molekulare Basis der Sucht sein. Das Verlangen nach Zigaretten wird größer,

Der Grund, warum diese »Drogen« high machen, liegt darin, dass sie unsere Proteine zu mehr Aktivität anregen, als normal ist, und dass dadurch ein Gefühl der Euphorie hervorgerufen wird. Wegen des unterschiedlichen molekularen Abfalls, den diese Alkaloide mit sich führen, wirken sie auch unterschiedlich. Der Schlüssel ist, dass sie alle natürlichen Funktionen des Xeronins einfach imitieren.

weil viele Proteine im Körper das Nicotin buchstäblich brauchen, um zu funktionieren, so wie früher das Xeroninmolekül gebraucht worden ist. Je mehr man sich an diesen verhängnisvollen Kreislauf gewöhnt, desto schwerer wird es sein, das Rauchen aufzugeben. Viele Proteine im Körper sind vorübergehend unfähig geworden, ihren Job ohne Nicotin richtig zu erfüllen. Das ist der Grund für die Entzugserscheinungen.

Der gleiche Prozess entsteht bei vielen Sucht erzeugenden Alkaloiden, wie es Cocain, Koffein, Heroin, Morphin und andere sind. Wenn wir diese fremden Alkaloide aufnehmen, passen sich unsere Proteine an sie an, und wir wechseln vom natürlichen Bedürfnis nach Xeronin zum unnatürlichen Bedürfnis nach fremden Alkaloiden.

Um diese Schwierigkeiten zu überwinden und die Abhängigkeit zu kurieren, müsste man den Körper also mit »natürlichem« Proxeronin überschwemmen. Dies muss ohne Umweg über den Verdauungstrakt erfolgen, weil hier die Leber die Weitergabe von Proxeronin streng reguliert.«

Als Antisuchtmittel empfiehlt Dr. Heinicke die stündliche Einnahme von wenigen Tropfen Morindasaft. Dieser soll tropfenweise unter die Zunge gegeben werden. So gelangt Proxeronin unter Umgehung des Verdauungsapparates direkt ins Blut.

»Wenn man das Gehirn mit Xeronin flutet, verändern sich dadurch die Proteine im Gehirn. Innerhalb von Tagen werden aufgrund der Wirkung des Xeronins neue Zellen gebildet. Jeder kann von einer Nicotinabhängigkeit innerhalb von drei Tagen geheilt werden.«

Xeronin – der Schmerzstiller

Drogen wie Morphin und Kodein sind die stärksten schmerzstillenden Mittel. Sie sind nichts anderes als Xeronin-Imitate, die von Pflanzen zu Speicherzwecken erzeugt werden. »Gutes« Xeronin aus der Morinda citrifolia oder Noni kann alles, was auch diese Schmerzstiller können, und das ohne die Gefahr einer etwaigen Sucht. Das im Morindasaft enthaltene Proxeronin wirkt nach seinem Umbau im

Körper als effektiver Schmerzkiller. Es erzeugt Gefühle von Euphorie und arbeitet eng mit den Endorphinen (Hormone) zusammen, die den Schmerz im Körper betäuben. Das Endorphin verbindet sich, genauso wie Xeronin, mit bestimmten Proteinen. Endorphine können ihre Wirksamkeit ohne Xeronin nicht entfalten.

Xeronin – der Stimulator

In allen Büros der Welt schreit man nach Kaffee, wenn die Konzentration nachlässt und man neue Power braucht. Und es stimmt: Nach der Tasse Kaffee arbeiten die grauen Zellen etwas intensiver, wir fühlen uns gekräftigt. Dafür ist das Koffein verantwortlich, sozusagen der Cousin des Xeronins. Koffein ist auch ein Xeronin-Imitat. Seine Moleküle legen sich an die Proteine, wir fühlen uns stimuliert. Eine ähnlich anregende Wirkung, mit dem zusätzlichen gesundheitlichen Aspekt, bietet natürliches Proxeronin aus der Morinda. Das haben bereits viele Spitzensportler erlebt, die Morindasaft für die Steigerung ihrer Leistung einsetzen.

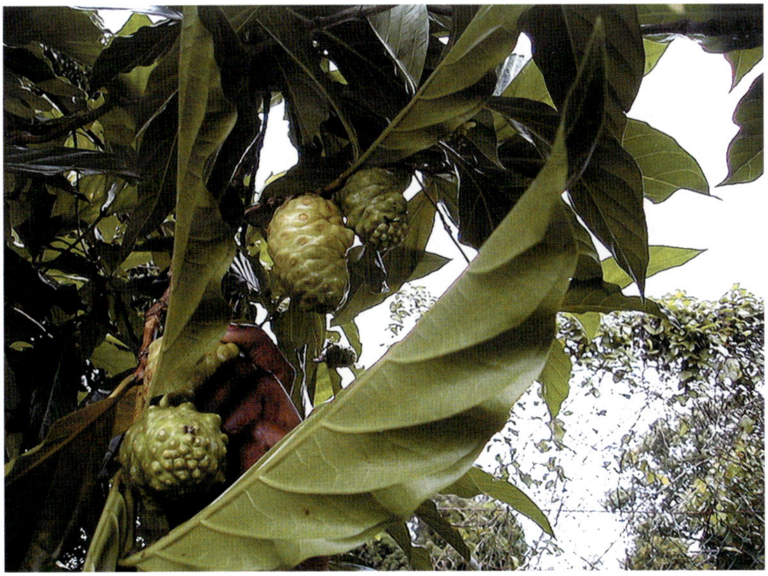

Morindaernte

Krebsbekämpfung durch Damnacanthal

In den »Cancer Letters«, einer Reihe von Publikationen, die über neueste Erkenntnisse in der Krebsforschung berichten, veröffentlichten Wissenschaftler mehrerer japanischer Forschungsteams Studien über ihre Forschungen an 500 Extrakten aus tropischen Pflanzen. Sie untersuchten deren Wirksamkeit bei den Vorstufen einiger Arten von Krebs. Da sich Morinda citrifolia als besonders kraftvoller Hemmstoff erwies, wurden die Forschungen über die Pflanze intensiviert.
Ein Team entdeckte schließlich eine neue Anthrachinonverbindung, das *Damnacanthal*.

Anthrachinon ist das Oxidationsprodukt des Anthracen, es gehört zu den Flavonoiden und gilt vor allem als Schutzstoff in den wässrigen Bereichen unseres Körpers, also in den Zellzwischenräumen, der Rückenmarksflüssigkeit, der Blutflüssigkeit, aber auch als Schützer der Augenhornhaut, Augenlinse, Knorpel und Knochen.

Damnacanthal stellte sich als aktiver Wirkstoff gegen Veränderungen in bestimmten Krebszellen (Vorstufe von Krebs) heraus. Morinda ist somit mit ihrem Anteil an *Damnacanthal*, als Verhinderer der ras-Funktion anerkannt. Weniger wissenschaftlich ausgedrückt bedeutet dies nichts anderes als die erfreuliche Mitteilung, dass *Damnacanthal* entartete Zellen daran hindern kann, sich zum Krebs zu entwickeln. Wenn wir uns vergegenwärtigen, dass in jedem Menschen Zellen vorhanden sind, die sich zum vollen Krebs auswachsen können, wird einem die Wichtigkeit der Schutzfunktion erst richtig bewusst und Morinda citrifolia noch wertvoller.

Das Thema Tierversuche ist vielen Menschen ein Gräuel. Sie finden aber trotz aller Proteste statt und einen dieser Versuche möchte ich Ihnen nicht vorenthalten. Im Rahmen einer Studie der Universität Hawaii wurden Mäusen Lungenkrebszellen injiziert. Die Mäuse, die für diesen Versuch verwendet wurden, stammten bereits aus krebsanfälligen Zuchten. Ein Teil der Mäuse wurde unmittelbar danach für fünf Tage mit Noniextrakt behandelt. Die nicht behandelten Mäuse starben nach neun bis zwölf Tagen. Die Lebenserwartung der »Noni-Mäuse« war bis zu 123 % höher, sie überlebten 50 Tage. In Hawaii kam man zu dem Schluss, Noni hätte das Immunsystem der Mäuse durch Aktivierung der Lymphozyten stimuliert. Inwieweit Noni Krebs heilen kann, ist noch nicht klar definiert. Erfahrungsberichte aus Amerika liegen allerdings bereits vor und geben zu den größten Hoffnungen Anlass. In vielen Praxen von Ärzten und Naturheilern sammeln sich in der Zwischenzeit Berichte von erstaunlichen Heilerfolgen bei den unterschiedlichsten Erkrankungen. Dabei wird Noni sowohl innerlich als auch äußerlich angewandt.

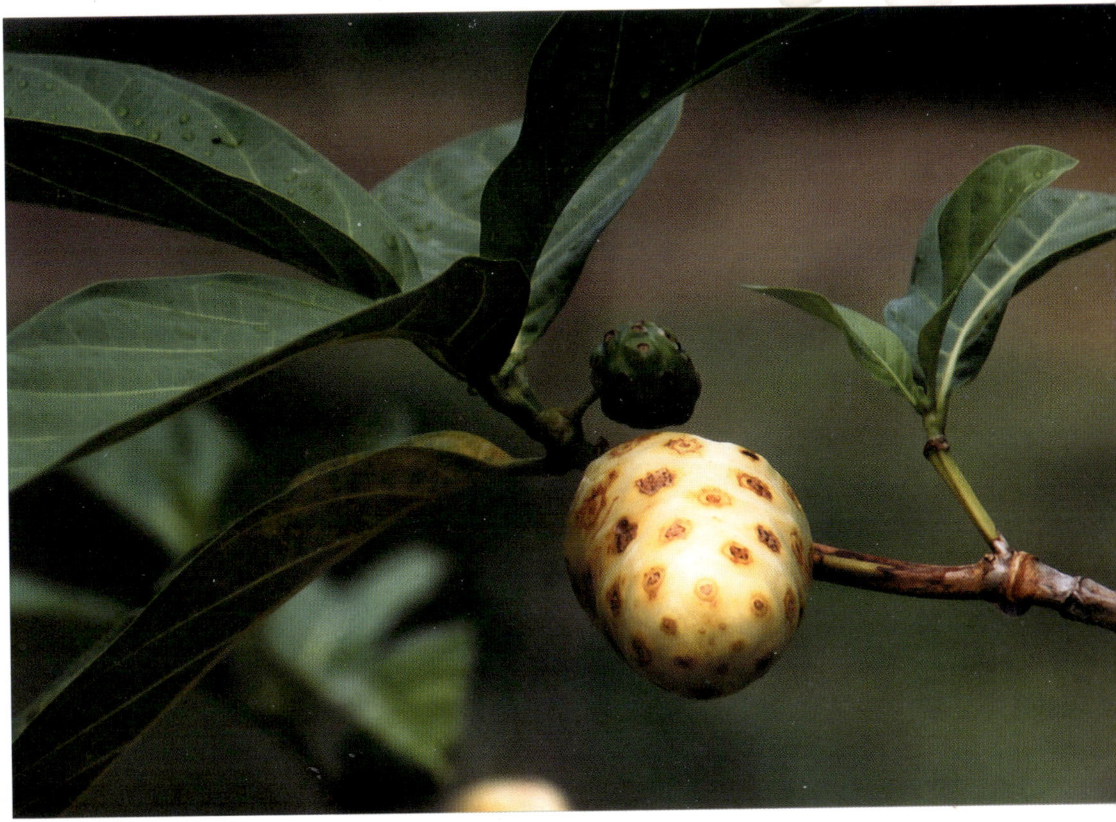

Gesundheitscocktail: Saft aus Morinda

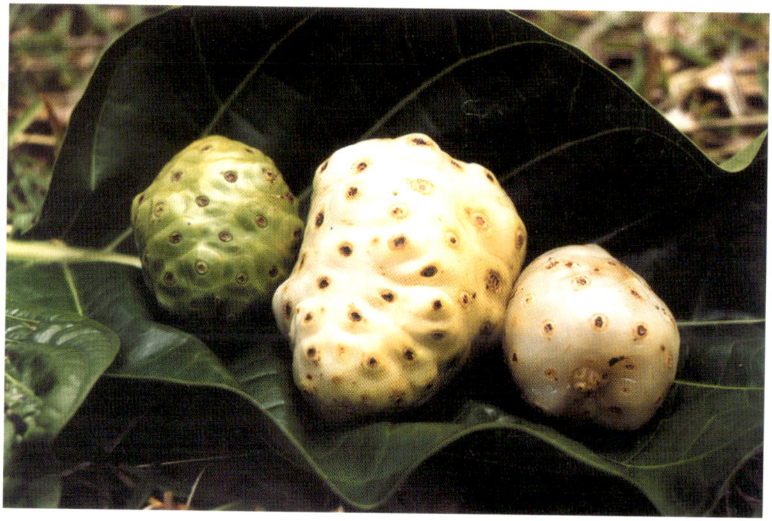

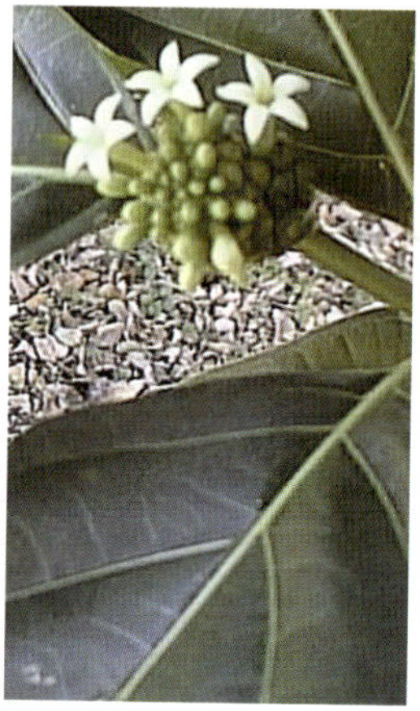

Frische Säfte sind echte »Lebensmittel« voller Vitamine, Mineralstoffe und Enzyme und sollten so oft wie nur irgend möglich getrunken werden.

Ohne die Einbeziehung von frischen Säften in die Ernährung ist es heute bereits sehr schwierig, die Nährstoffe, die wir brauchen, um rundum gesund zu sein, zu erhalten. Sie eignen sich für Gesunde und Kranke, für Alte und Junge. Außerdem helfen sie uns, den Rat der Ernährungsexperten zu befolgen, die uns täglich zwei Portionen Obst und drei Portionen Gemüse, bevorzugt roh, vorschlagen. Höchstens 20 Prozent der Europäer folgen dieser Empfehlung. Noch immer kommt bei uns hauptsächlich Gekochtes auf den Tisch.

Den reinen Nonisaft kann man in unseren Breiten nicht selbst herstellen, da die Frucht bislang nicht eingeführt wird. Er wird derzeit ausschließlich in den Ursprungsländern produziert und von einigen Händlern in Deutschland, Österreich und der Schweiz angeboten. Den Ursprungsländern ist diese Aufwertung einer Frucht aus ihrem Land zu gönnen. Auf Tonga, Hawaii, Tahiti und einigen anderen kleinen Inseln in der Südsee sind die Menschen darauf angewiesen, etwas zu verdienen. Das können sie mithilfe der Morinda. Die Pflanze wächst zum Großteil noch wild, und so wie es bei uns früher fleißige Kräuterfrauen gab, die für den Bedarf der Apotheken sammelten, so schwärmen jetzt Eingeborene auf den Inseln aus, um Nonifrüchte zu

Alle Frischsäfte sind Vitalitätsbomben, die man mit Morindasaft aufwerten kann.

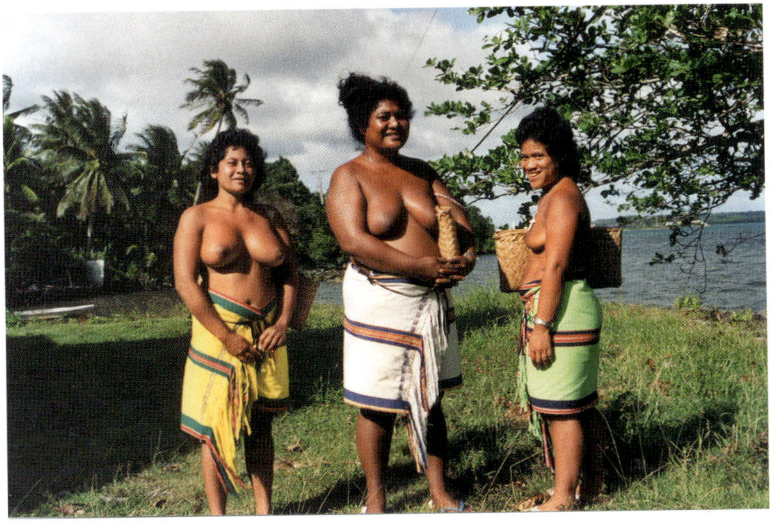

Einheimische bei der Ernte von Noni

pflücken. Dieses werden gewaschen, schonend gepresst oder zu Brei verarbeitet, gekühlt und kommen zur Weiterverarbeitung in die westliche Welt. Es wird daraus naturreiner Saft bereitet, der ohne Konservierungsmittel auf unseren Tischen landet.

Siegeszug der Morinda

Ungeachtet der traditionellen Anwendungen der Morinda (Blätter, Rinde und Wurzeln) ist es heute ausschließlich die Frucht, die zunehmende Bedeutung auf dem internationalen Kräutermarkt – der ja stets auf der Suche nach neuen Sensationen ist – gewinnt.

Der Verbrauch und die Akzeptanz der Morindafrucht sind in den Industrienationen sprunghaft angestiegen. Das liegt nicht zuletzt daran, dass sich eine Reihe von großen Unternehmen für die Vermark-

»Die Kraft deines Körpers liegt in den Säften der Pflanzen.« (Aus dem ältesten Heilpflanzenbuch der Welt, ca. 3500 v. Chr.)

tung der Morinda intensiv einsetzt. Während Morinda- oder Nonisaft in Amerika boomt, steht er in Europa noch am Anfang seiner Karriere. Aber in einigen Apotheken, Reformhäusern und beim Direktversand von Gesundheitsartikeln wird man bereits fündig. Der Saft ist in Europa aber noch so neu, dass er als Geheimtipp gehandelt wird.

In Zeiten des »World Wide Web«, des Internets, ist dies keine Barriere mehr, und so findet man unter dem Schlagwort »Morinda« eine Vielzahl von Informationen, die mit ihren Heilungsversprechungen allerdings manchmal weit über das Ziel hinausschießen. Manche sind missverständlich und machen übertriebene Hoffnungen, da sie Morinda als Sofort-Allheilmittel für jede Krankheit darstellen.

Tatsächlich *ist* Morinda äußerst gesundheitsfördernd und dadurch bei vielen Beschwerden hilfreich, es gibt auch eine Vielzahl überzeugender Heilberichte. Trotzdem muss man auf dem Teppich bleiben. Selbst eine »Superfrucht« kann nicht über Nacht alle jahrelang begangenen Sünden am Körper wieder gutmachen. Auch bei unseren heimischen Heilpflanzen hört man immer wieder enthusiastische Berichte von Spontanheilungen, die sich die Wissenschaft nicht erklären kann; die Regel sind sie allerdings nicht, dies gilt selbstverständlich auch für Morinda.

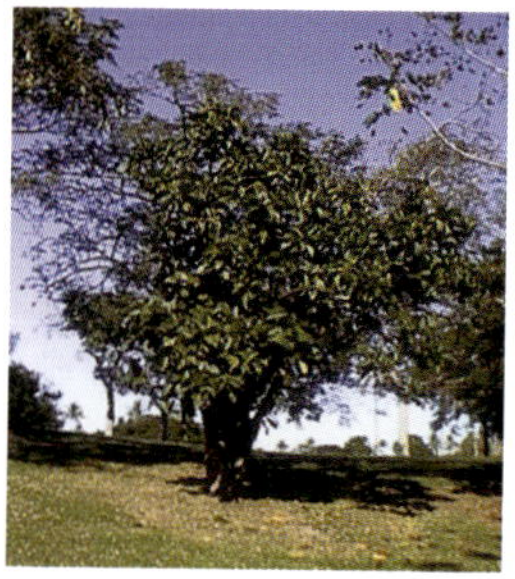

Einzeln stehende Büsche entwickeln sich zu stolzen Bäumen

Aus persönlichen Anwendungsberichten weiß man, dass die Leistungsfähigkeit um ein Vielfaches erhöht ist. Dr. Schechter: »Der Saft erzielt zur Vorbeugung und bei der Selbsthilfe tiefgreifende therapeutische Wirkung.»

Wirkstoffe erhalten

Der Weg vom traditionellen Volksheilmittel aus der Südsee in ein stabiles Produkt, das auch dem europäischen Konsumenten genügt, war nicht einfach. Auf den Südseeinseln hat man es ja relativ leicht: Reife Früchte kommen in ein Gefäß, wo sich der Saft schnell absetzt. Der scharf schmeckende bernsteinfarbene Saft, der sich aus den Früchten bildet, wird täglich abgeschöpft und eingenommen.

Wie aber macht man es mehrere tausend Kilometer entfernt, in unseren kühleren Breiten? Wie werden die Inhaltsstoffe der Morinda so haltbar gemacht, dass sie die langen Transportwege und Lagerzeiten bis zum Verbrauch durch einen europäischen Konsumenten überstehen? Indem man jene Feinde ausschaltet, die allen Naturprodukten zusetzen: hohe Temperaturen, Luft und Licht. Jede Haltbarmachung muss diese Faktoren berücksichtigen und ist bei Morinda deshalb einfach, weil Nonisaft anders reagiert als übliche Obst-Frischsäfte. Er verdirbt nicht.

Am erfolgreichsten ist die von den Einheimischen praktizierte Methode der Saftgewinnung. Bei den derzeit bei uns erhältlichen Säften wurde das Problem der Haltbarmachung zufriedenstellend gelöst.

Manche Säfte werden vor der Abfüllung pasteurisiert. Pasteurisieren kann man durch drei Methoden, entweder durch Dauererhitzung (30 min auf 62 bis 65 Grad), Hocherhitzung (25 sec auf 85 Grad) oder Kurzzeiterhitzung (40 sec auf 71 bis 75 Grad). Die schädlichen Mikroorganismen werden durch Pasteurisieren abgetötet (wir konsumieren auch pasteurisierte Milch). Die Wahrscheinlichkeit, dass man-

Die bisherigen Versuche, manche Inhaltsstoffe der Morinda einzeln herauszufiltern und in diätische Nahrungsmittel einzubringen, sind erst in Ansätzen erfolgreich, aber der Anfang ist gemacht.

Auf den Fidschiinseln bereitet man den Saft durch Auspressen.

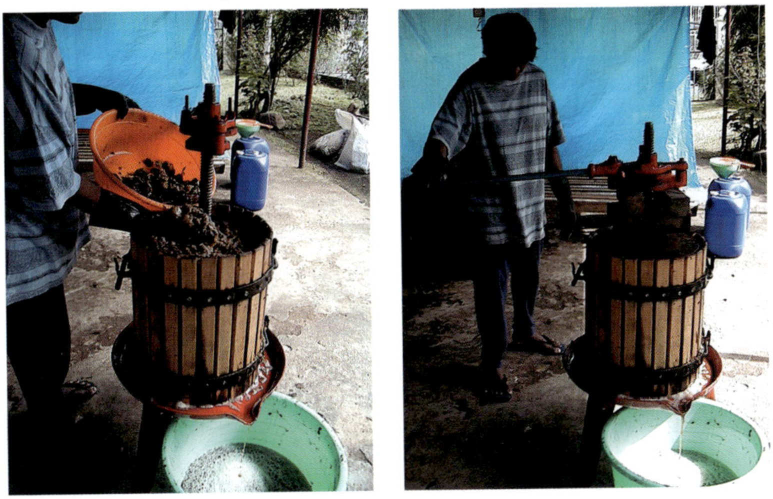

Eine weit verbreitete Herstellungsart des Saftes: Reife Früchte werden in einen Bottich gefüllt, der nach unten hin Öffnungen aufweist. Ohne mechanische Einwirkung, nur durch das Eigengewicht, geben die Nonis ihren Saft ab.

che der wertvollen Wirkstoffe bei dieser Art der Behandlung verloren gehen, ist allerdings groß. Einige der enthaltenen Wirkstoffe überstehen eine Temperatur über 58 Grad nicht, der Proxeroningehalt wird dadurch nicht beeinflusst. Deshalb werben einige Firmen mit einem »Weltpatent«, das die schonende Behandlung »aller« Inhaltsstoffe garantiert. Meist handelt es sich dabei um die Mischung von verschiedenen Fruchtsäften unter Zugabe von reinem Morindasaft, bei einer Literflasche beträgt der Noni-Anteil 30 bis 90 Prozent.

Gefriertrocknung wird in der pharmazeutischen Industrie verwendet, um biologische Gewebe vitalstofferhaltend zu konservieren.

Eine Erfolg versprechende Methode ist die Haltbarmachung mittels Gefriertrocknung, auch diese Produkte werden bereits angeboten. Gefriertrocknung (Lyophilisation) bedeutet Wasserentzug durch Tiefgefrieren in einem Vakuum. Es entsteht ein konzentrierter gepulverter Nährstoffcocktail, der alle Inhaltsstoffe enthält und durch Zugabe von Wasser trinkfähig gemacht wird oder in Kapseln eingenommen werden kann. Mischungen mit Trauben-, Heidelbeer- oder Brombeersaft sind üblich.

Einige Anbieter offerieren Fruchtsaft mit einem bis zu 20-prozentigen Anteil an Blättersaft, um auch deren Heilstoffe zu integrieren, wieder andere mischen Morinda- und Beerenpürees und extrahieren dann erst den Saft. Es gibt gemischte Säfte, aber auch reine Nonisäfte, hier muss man sich wohl auf das persönliche Geschmacksempfinden verlassen und auf das Vertrauen zum Produzenten.

Naturreiner Morindasaft enthält Saft aus der Frucht des wild wachsenden Morindastrauches. Die Früchte werden täglich geerntet, der Saft wird ausgepresst und konzentriert.

Am Markt findet man auch völlig naturbelassene Säfte, die nach dem alten Rezept der Tongaer hergestellt und weder konserviert noch chemisch behandelt worden sind. Praktisch fast täglich kommen sie per Flugzeug in unsere Lande, werden in Flaschen abgefüllt und finden schnell den Weg zum Verbraucher. Durch die natürlichen Inhaltsstoffe verdirbt der Saft nicht, eine Konservierung ist nicht nötig.

Bei reinen Morinda-Frischsäften ist es möglich, dass sich Pflanzenteile am Boden der Flaschen absetzen. Generell gilt, dass die dunkle Farbe während des Nachreifeprozesses in einem Holzfass entsteht; dunkler Saft schmeckt auch intensiver.

Morindaprodukte

Es gibt bereits einige Firmen, die Produkte auf Morindabasis herstellen. Morinda-Kapseln und Brausetabletten werden ebenso erzeugt wie Morinda-Riegel, die als wohlschmeckende Energiespender die Tagesration Morinda liefern können.

In Amerika, Australien, Indonesien, Vietnam, China und Indien werden in Kräuterhandlungen und Apotheken Tees aus Blüten, Blättern, Rinde und Wurzeln angeboten; will man diese auf Reisen einkaufen, sind die wissenschaftlichen Namen hilfreich: »Morinda citrifolia cortex« (Rinde), »Morinda citrifolia radix« (Wurzel), »Morinda citrifolia flos« (Blüte), »Morinda citrifolia folium« (Blätter).

Auch in Europa wird man manchmal bereits fündig. Hier setzt sich außer dem Saft vor allem der Tee aus Blättern durch. Blättertee ist als Badezusatz hochbegehrt, die Wirkstoffe der Blätter (siehe Seite 13 und 46) werden dann über die Haut zugeführt. Wickelanwendungen bei Hautentzündungen oder Blutergüssen, wie man sie auch mit dem Morindasaft machen kann, sind auch mit dem Blättertee wirksam. Die regenerierende Wirkung von Morinda zeigt sich in ihrem Einsatz in kosmetischen Produkten, in Cremen, Lotionen und Shampoos.

In Deutschland erhält man den Morindasaft und Produkte mit Morindazusätzen in einigen Apotheken, in Reformläden und über den Direktversand. Viele Produkte heißen, hawaiisch oder tahitisch »Nonisaft« oder »Nonifrucht-Saft«. In Deutschland, Österreich und auch in der Schweiz, wird der Saft außerdem über Organisationen und Clubs vertrieben und über deren Mitglieder direkt verkauft.

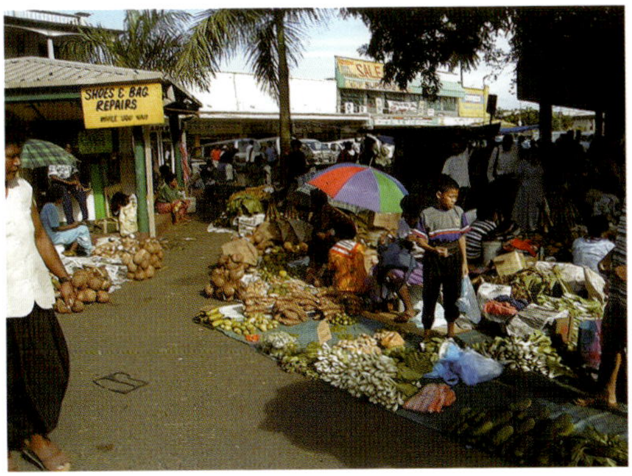

Täglicher Markt in der Stadt Victoria auf Fidschi

Der Wildfruchtsaft hat keine chemischen Zusätze und ist naturbelassen. Somit ist Morinda-citrifolia-Saft (Nonisaft) ein vitaminreicher, gesunder Natursaft, den jeder Mensch trinken kann, ohne Nebenwirkungen befürchten zu müssen. Schwangere und Babys profitieren von diesem Gesundheitstrank ebenso wie Kranke. Bei chronisch kranken Menschen werden sogar Medikamente besser vertragen und schneller aufgenommen.

Einnahmeempfehlung

Man kann die empfohlene Menge beliebig nach oben ausweiten oder nach unten verringern, je nach persönlichem Wohlbefinden.

Die größere Dosis sollte eingenommen werden, wenn man sich Hilfe bei einer Krankheit erhofft, die geringere, wenn man die Abwehrkraft stärken oder den persönlichen Wohlfühl-Status erhöhen will.

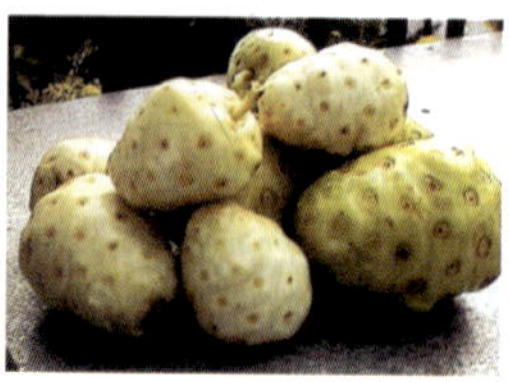

Erwachsene:

- Täglich 2 x 30 ml (2 große Schnapsgläser) jeweils nüchtern vor dem Frühstück und vor dem Zubettgehen trinken. Der Saft soll Zimmertemperatur haben. Nicht direkt aus dem Kühlschrank nehmen (Morindasaft erleidet keinen Qualitätsverlust, wenn er bei Zimmertemperatur gelagert wird).
- Diese Menge sollte über eine Kurdauer von 100 Tagen eingenommen werden.
- Danach reicht 1 Glas (1 x 30 – 50 ml) vor dem Frühstück.

Kranke oder rekonvaleszente Menschen:

- Täglich 3 x ½ Achtelglas jeweils vor dem Frühstück, Mittagessen und Zubettgehen (der Magen soll leer sein) trinken.
- Die Menge soll über eine Kurdauer von 100 Tagen eingenommen werden.
- Wenn eine Besserung der Beschwerden eintritt, mit 2 x 30 ml (2 große Schnapsgläser) weitermachen.
- Danach täglich 1 x 30 – 50 ml (1 – 2 Schnapsgläser) vor dem Frühstück auf nüchternen Magen trinken.

Morindasaft soll nie gemeinsam mit Medikamenten, Kaffee, Alkohol oder Nikotin eingenommen werden. Hier ist immer ein Zeitabstand von 30 Minuten einzuhalten.

Für intensive Wirkung bei Erkrankungen:

- Stündlich, während des ganzen Tages (etwa 15-mal), eine kleine Menge Saft in den Mund nehmen. Etwa 1 Minute im Mund hin und her bewegen, dann erst schlucken. Der Saft wirkt auf die Mundschleimhaut antibakteriell, ein Teil der Inhaltsstoffe wird bereits im Mund aufgenommen, der Verdauungstrakt wird auf die Versorgung mit Morinda vorbereitet.

Babys und Kleinkinder:

- Täglich 2 x etwa 1 Kaffeelöffel.

Größere Kinder:

- Täglich die halbe Menge der Erwachsenenration.

Tiere:

- Sie erhalten (je nach Größe) 1 – 3 Esslöffel pro Tag.

Allgemeines:

- Als ständige Nahrungsergänzung leistet Morinda durch seine phytochemischen Substanzen einen täglichen Beitrag für die eigene Gesundheit. Die Naturvölker der Südsee machen uns vor, wie es geht: Sie trinken Morindasaft ihr ganzes Leben lang.

Es gibt Menschen, die bis zu 1 Flasche Saft pro Tag trinken und damit ihre Leistungsfähigkeit ungemein steigern. Bei einigen wenigen (ca. 1 %) der Anwender kann es zu einer allergischen Reaktion kommen, dann ist der Saft sofort abzusetzen.

Gesundheit hängt zum Großteil davon ab, wie man sich täglich ernährt und die Forschung geht heute bereits davon aus, dass eine Vielzahl von Krankheiten auf Ernährungsfehler zurückgehen. Den größten Gesundheitsnutzen bringt es, Morindasaft nüchtern zu trinken, das heißt, etwa 30 Minuten vor dem Essen. Das empfehlen Kahuna-Heiler und auch die Hinweise aus der indischen und malaiischen Volksmedizin sind gleich lautend. Es ist wissenschaftlich erwiesen, dass das Proxeronin sich sehr schnell durch Magen und Verdauungstrakt bewegen kann, wenn man nüchtern ist. Bei aktivierten Verdauungssäften wird es attackiert und erreicht den Speicherplatz – die Leber – vielleicht nur mehr als kleiner Rest.

In ungeöffnetem Zustand halten Nonisäfte 18 bis 24 Monate, bei Frischsäften wie dem echten Morinda-citrifolia-Saft orientiert man sich am Ablaufdatum. Jede geöffnete Flasche soll natürlich laufend verbraucht werden. Die Qualität des Saftes erfährt keine Beeinträchtigung, wenn er bei Zimmertemperatur gelagert wird.

Morindasaft kann beliebig mit anderen Fruchtsäften gemixt oder mit Wasser oder Tee verdünnt werden. Sie können einen oder mehrere andere natürliche Fruchtsäfte mit Noni mischen.

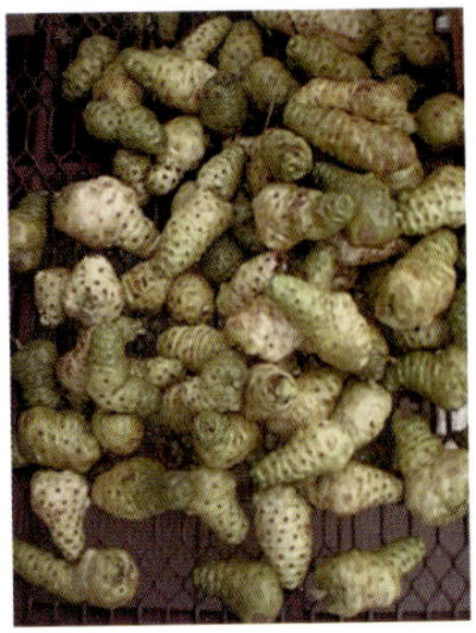

Heilung & Einsatz

Alle nährenden Inhaltsstoffe, die nötig sind, um unser Leben gesund zu erhalten, sind in anderer lebender Materie enthalten.

Es war die heilige Kuh unserer Zeit, die Wissenschaft, die Morinda in der westlichen Welt bekannt gemacht hat. Hätte es die wissenschaftliche Entdeckung des Xeronins und in der Folge des Proxeronins nicht gegeben, würde man Morinda weiterhin ausschließlich als heilige Pflanze der Südsee sehen.

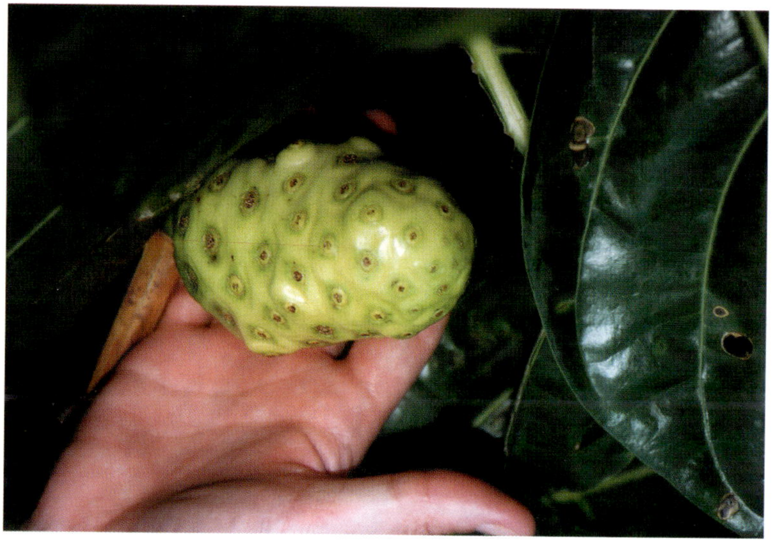

Jeder Mensch hat einen anderen Stoffwechsel, so werden manche Morinda-Anwender den Unterschied in ihrem Befinden schon nach einem Tag merken, manche nach einer Woche und manche nach drei Monaten. Untersuchungen haben ergeben, dass 25 Prozent aller Anwender eine deutliche Verbesserung ihres Allgemeinzustandes innerhalb der ersten 3 Wochen, 50 Prozent innerhalb der ersten 8 Wochen und 25 Prozent innerhalb von 12 Wochen feststellen.

Der Morindasaft ist seit seiner Markteinführung in Amerika (1996) zu einem der größten Hits der Nahrungsergänzungen geworden. Hunderttausende erzählen inzwischen, dass sie der Frucht ungeahnte Verbesserungen ihres Wohlbefindens verdanken. Warum auch nicht! Seit tausenden Jahren bis zum heutigen Tag verwenden Menschen Heilpflanzen, um gesund zu werden und zu bleiben. Lange bevor die verschiedenen Disziplinen der Naturwissenschaft synthetische Arzneien entwickelten, hatte der Mensch sich mit den Kräutern, die die

Landschaft geboten hatte, geholfen. Man braucht keine Wissenschaft, um zu wissen, dass Heilpflanzen tatsächlich gesund machen, aber wissenschaftliche Untermauerung ist sehr willkommen. Viele Berichte attestieren Morinda, sie wäre eine der vielversprechendsten Heilpflanzen des neuen Jahrtausends.

Dr. Neil Solomon, M. D. Ph. D. legte eine Untersuchung an 8000 Patienten vor, die die therapeutische Wirksamkeit von Morinda eindrucksvoll bestätigt. Er führte dazu Interviews mit über 40 Ärzten und in Gesundheitsbereichen tätigen Menschen durch und legte dar, dass Morinda in 78 Prozent der untersuchten Fälle eine Besserung oder Heilung brachte, dies bei den unterschiedlichsten Krankheitsbildern. Es spricht vieles dafür, dass sich der traditionelle Ruf der »Morinda der Stammesmedizin« auch bei westlichen Menschen bestätigt. Außer dem Proxeronin und Damnacanthal mögen noch andere der isolierten Wirkstoffe aus Morinda dabei eine Rolle spielen.

Die Frucht liefert dem menschlichen Körper in biologisch günstiger Form eine Menge Gutes.

Solomon-Untersuchung bei 8000 Patienten

Symptom	Patienten	Erfolgsquote
Allergien	851	85 %
Allgemeinbefinden	3716	79 %
Arthritis	673	80 %
Atmungsprobleme	2727	78 %
Bluthochdruck	721	87 %
Depression	781	77 %
Diabetes Typ 1 + Typ 2	2434	83 %
Energiearmut, Müdigkeit	7931	91 %
Herzprobleme	1058	80 %
Konzentrationsprobleme	2538	73 %

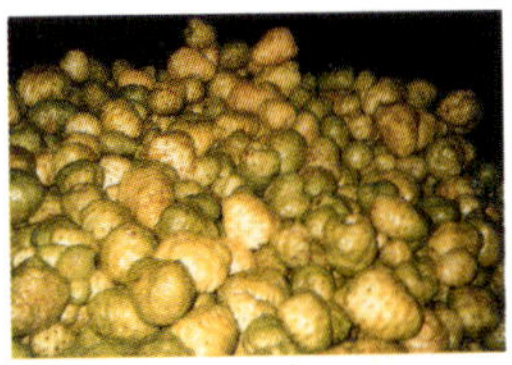

Symptom	Patienten	Erfolgsquote
Krebs	847	67 %
Muskelaufbau	709	71 %
Nierenprobleme	2127	66 %
Raucherentwöhnung	447	58 %
Schlafprobleme	1148	72 %
Schlaganfall	983	58 %
Schmerzen, Migräne	3985	87 %
Sexualität	1545	88 %
Stresserscheinungen	3273	71 %
Übergewicht	2638	72 %
Verdauungsprobleme	1509	89 %

Es gibt immer wieder Pflanzen, die verblüffende Einsatzmöglichkeiten haben und für die sich ein breites Anwendungsspektrum ergibt. Man denke nur an die Tees und Extrakte aus vielen heimischen Heil-

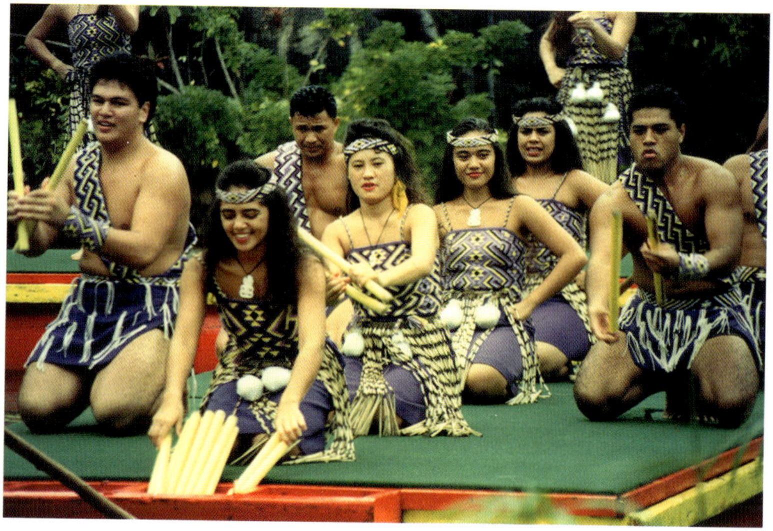

Bei den Maoris in Neuseeland wird Morinda häufig verwendet

kräutern oder an den Erfolg von Schwarzkümmel, Teebaumöl, Grapefruitextrakt, grünem Tee, Ginseng, Nim, Ginko u. v. a. m. Aber wenige natürliche Heilpflanzen haben in Versuchen eine ähnlich erstaunliche Anhäufung von therapeutischen Vorteilen gezeigt wie Morinda citrifolia.

Traditionelle Heilanwendungen

- Umschläge aus Nonifrucht auf geschwollene Körperteile, Schnittwunden, Verbrennungen und entzündete Stellen
- Saft der Noni innerlich, Absud aus Rinde äußerlich bei Menstruationsbeschwerden
- Saft innerlich und äußerlich bei Parasiten
- Saft und Tee aus Wurzeln, Rinde, Blättern und Blüten bei Lungenkrankheiten, Husten und Erkältungen
- Tonikum aus Blättern, Früchten und Wurzeln bei Durchfall
- Rindenpulver bei Durchfall von Kleinkindern
- Wurzelstücke und Saft bei Darmparasiten
- Rindentee bei Magenschmerzen
- Geriebene Rinde bei Husten
- Unreife Früchte mit Salz gegen wunde Gaumen
- Früchte mit Zucker gegen Tuberkulose
- Blütenextrakt bei Augenerkrankungen
- Tee aus Blättern zur Fiebersenkung
- Saft und Blättersaft bei Zahnfleisch- und Rachenentzündungen
- Nonisaft und zerstampfte Früchte äußerlich bei Schwellungen
- Blätter und Saft bei Arthritis in den Gelenken

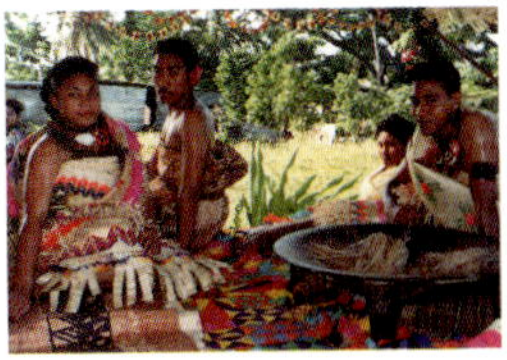
Menschen auf Tonga

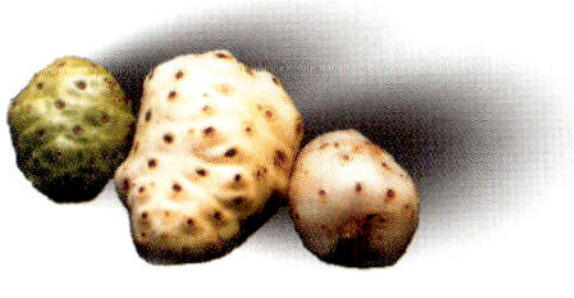

Abwehrschwäche

Sie zeigt sich dann, wenn Erkältungen, Grippe oder andere Infektionen häufig auftreten und nur schwer heilen. Zu den wichtigsten Vorbeugungsmaßnahmen zählen zellschützende und abwehrstärkende Heilstoffe, wie sie in der Morinda citrifolia in Mengen vorhanden sind. Besonders wichtig sind die Antioxidantien C, E, A, außerdem Magnesium und Zink. Eine ausreichende Menge Saponine, das sind wasserlösliche, zuckerhaltige Naturstoffe, die in Pflanzen vorkommen, ist ebenfalls nötig. Unsere heimischen Helfer sind Hagebutten, grüner Paprika, Fenchel, Hülsenfrüchte, Knoblauch, Nüsse und Samen sowie milchsauer vergorene Gemüse und Säfte. Die Exoten, allen voran Orangen und Zitronen, Mangos, Ananas, Papayas und Morinda citrifolia, enthalten ebenfalls große Anteile der erwähnten Schutzstoffe.

Arthritis und Schmerzen

»Schmerzmittelbaum« wird Noni auf vielen Inseln genannt, die schmerzlindernde Wirkung ist durch mehrere Untersuchungen untermauert. Morinda enthält den Stoff Scopoletin, einen Wirkstoff, von dem bekannt ist, dass er entzündungshemmende Eigenschaften hat. Bei Arthritisschmerzen, die durch Entzündungen hervorgerufen werden, entfaltet Morinda ihre schmerzlindernden Kräfte, dies durch den innerlichen Gebrauch.

Der Natursaft und der Saft aus den Blättern, äußerlich aufgebracht, hat schmerzbetäubende Eigenschaften, wie die Volksmedizin nachweist, die mittels Säften schmerzhafte Initiationsriten erträglich macht. Ein französisches Forscherteam kam zu denselben Ergebnissen mit der Einschränkung, dass die Wirkung nur über eine bestimmte Zeitspanne anhält.

Asthma und Erkrankungen der Lunge

Bei der Infektion der Atemwege, aber auch bei Asthma treten Schleimabsonderungen und Schwellungen auf, die sehr unangenehm sein können. Verschiedene Lebensmittel enthalten heilende Stoffe, die sich hier günstig auswirken, z. B. unterschiedliche Heilkräuter, wie Thymian, Königskerze, Schlüsselblume, Meerrettich, Schwarzkümmel, oder Nahrungsmittel, wie Honig, Makrelen und Heringe (durch die Omega-3-Fettsäuren). Sie lindern Bronchialbeschwerden, aber auch Asthmaanfälle. Morinda ist bei vielen Behandlungen von Atemschwierigkeiten nützlich, denn sie hat entzündungs- und histaminhemmende Eigenschaften. Die australischen Aborigines essen ganze, reife Früchte, um Asthma, Husten und ähnliche Symptome zu heilen.

Blutdruck

Durch die Unterstützung der gesamten Zellfunktionen kommt es nach dem Genuss von Morinda zu einer Regulierung des Blutdrucks, wie dies auch bei einigen heimischen Heilpflanzen, z. B. dem Weißdorn, bekannt ist. Hoher Blutdruck wird herabgesetzt, niedriger erhöht. Das enthaltene Scopoletin hat die Eigenschaft, verengte Blutgefäße zu erweitern; der Druck auf die Gefäßwände wird also verringert, was dem Menschen mit hohem Blutdruck zugute kommt. In Verbindung mit den anderen Wirkstoffen reguliert Morinda aber gleichermaßen den zu niedrigen Blutdruck, der für sich gesehen ja keine Krankheit ist, aber doch oft unangenehm schlapp macht. Schutzstoffe für strapazierte Arterienwände sind auch im Knoblauch reichlich vorhanden, außerdem im grünen Tee und in allen kaliumreichen Obst- und Gemüsesorten (wie es ja auch die Morinda ist).

Depressionen

An Depressionen leidende Menschen berichten oft, wie sich ihr Zustand durch Morinda verbessert. Der bereits nachgewiesene Erfolg bei der Behandlung von Depressionen rührt wahrscheinlich von der dem Gehirn nach Saftgenuss in hoher Menge zur Verfügung stehenden hohen Serotoninmenge her. Serotonin ist im menschlichen Körper in großen Mengen enthalten, braucht aber Unterstützer, die es aktiv werden lassen. Es ist ein Botenstoff, der dafür sorgt, dass Signale zwischen den Gehirnzellen übertragen werden, die auch die Stimmung der Person beeinflussen (Serotonin = Neurotransmitter/Gehirn-Botenstoff). Wahrscheinlich wird diese Funktion im Zuge der Xeronin-erzeugung angeregt. Heimische »Gemütserheller« sind Alant, Hafer, grüne Gemüse und Fleisch als Vitamin B- und Karnitin-Lieferant.

Diabetes

Zuckerkrankheit ist in erster Linie eine Störung der Bauchspeicheldrüse. Die Zellen sind nicht mehr fähig, die richtige Menge des Hormons Insulin zur Regelung des Blutzuckerspiegels zu produzieren. Die Spurenelemente Mangan, Chrom und Zink sind sehr wichtig, außerdem Pektine, sie sind in der Morinda enthalten. Weitere gesunde Nahrungsmittel sind Rindfleisch, Hafer, Weizenkeime, Bierhefe, Heidelbeeren, Schwarzwurzeln, Topinambur (Heilnahrung!), Äpfel, die durch ihren hohen Pektingehalt ebenso wie Morinda den Stoffwechsel verbessern.

Erschöpfung und Müdigkeit

Vom ersten Moment nach dem Aufstehen an voller Lebensenergie sein - viele Menschen, bislang auch ich, können davon nur träumen. Dabei entspricht es unserem Lebensprinzip, im Wachzustand aktiv und konzentriert zu sein, lebendig und voller Energie. Müdigkeit ist ein Zeichen von Fehlfunktionen des Stoffwechsels, mangelhafter Arbeit der Organe, Belastung mit Giften oder schlechter Verdauung. Wie für 91 % der Patienten in der Solomon-Untersuchung sind auch für mich und meine Familie die Zustände von bleierner Müdigkeit, die man sich nicht erklären kann, Vergangenheit. Heilstoffe sind außer in der Morinda in allen Lebensmitteln mit hohem Vitamin-B3- (Niacin-), -B9- (Folsäure-) und-B12- (Kobolamin-) Anteil enthalten. Das sind grüne Blattgemüse, Obst und Gemüse in allen Varianten, Keime und Sprossen, aber auch Fleisch, Innereien und Eier.

Herzkrankheiten

Von Morinda wird angenommen, sie rege wirkungsvoll die Geweberegeneration und die Organgesundheit an. Noch gibt es keine wissenschaftlich fundierten Untersuchungen darüber, wie Morinda sich bei Herzkrankheiten verhält, jedoch zeigt eine Reihe von Erfahrungsberichten verblüffende Ansätze. Die allgemeine Verbesserung des Gesundheitszustandes hat naturgemäß auch Rückwirkungen auf etwaige Herzerkrankungen.

Krebs

Bei der Entstehung von Krebs sind viele Faktoren von Bedeutung, von denen einige nicht bis in alle Einzelheiten bekannt sind. Eine wichtige Rolle spielen natürlich Antioxidantien. Ihre zellschützende Funktion üben sie auch aus, wenn sie isoliert, in Form von Pillen, eingenommen werden. Manche »sekundären Pflanzenstoffe«, deren zellschützende Funktion zwar bereits massiv vermutet, aber noch nicht restlos erforscht ist, werden uns in der »richtigen« Zusammensetzung bislang nur durch natürliche Nahrung geliefert. Tausende davon gibt es, die wichtigsten sind Karotine (Vorstufe Vitamin A, rote und grüne Gemüse), Saponine (Getreide, Hülsenfrüchte, Kräuter, Knoblauch, Zwiebel), Sulfide (Knoblauch, Kräuter, Zwiebel), Flavonoide (Salate, Tee, Kräuter, Obst, Gemüse), Ellagsäure (Beeren, Nüsse), Glukosinolate (Kohl, Kresse, Kräuter), Querzetin (Kirschen, Brokkoli, Kohl, Bohnen, Äpfel, Kräuter), Phytinsäure (Getreide, Nüsse, Samen, Hülsenfrüchte), Omega-3-Fettsäuren (Sardinen, Makrelen, Lachs).

Es sollen also regelmäßig folgende Nahrungsmittel auf dem Speiseplan stehen: Ananas, Brokkoli, Brombeeren, Erdbeeren, Bohnen, Grünkohl, Himbeeren, Karotten, Knoblauch, Kohlrabi, Kopfsalat, Kresse, Kürbis, Meerrettich, Nüsse, Papaya, Rosenkohl, Rotkraut, Tee aus Wildkräutern oder grüner Tee, Zwiebeln, Wirsing. Außerdem Morinda citrifolia, die Nonifrucht, welche die angegebenen Stoffe in harmonischer Zusammensetzung enthält und zusätzlich Proxeronin und Damnacanthal liefert.

Schlafstörungen

Ohne Grund schlaflos zu sein ist ein Zeichen dafür, dass Funktionen der Neurotransmitter versagen oder dass geistige Prozesse, die dafür sorgen müssten, den Schlaf zu ermöglichen, nicht ausreichend stattfinden. Es gibt breit gefächerte Belege dafür, wie eindrucksvoll Morinda regulierend eingreift, ohne Schlafmittel zu sein. Eine sanft wirkende Heilpflanze mit großem Erfolgspotenzial, die unterstützt wird durch die Hausmittel: Baldrian, heiße Milch mit Honig, Datteln, Meeresfrüchte und Hühnerfleisch. Übrigens enthält Kopfsalat eine Substanz, die dem Opium ähnlich ist, aber nicht dessen Sucht erzeugende Wirkung hat, also ist auch Kopfsalat ein natürliches Schlafmittel.

Verdauungstrakt und Magen

Die Eingeborenen der Inseln verwenden seit 2000 Jahren Morinda, um die Bekömmlichkeit ihrer Speisen zu erhöhen. Nonisaft hat einen herben, bitteren Beigeschmack und ist wie alle bitteren Heilpflanzen für seine stimulierende Wirkung auf den Verdauungstrakt bekannt. Unsere Bitterkräuter wie Wermut, Eberraute, Tausendgüldenkraut etc. wirken ebenso verdauungsfördernd. Sie unterstützen die Nahrungsverwertung, das heißt unsere Quelle der Lebenskraft und des körperlichen Wohlbefindens. In einem Experiment wurde herausgefunden, wie sehr Proxeronin, jener Wirkstoff, den nur Morinda in so hohem Ausmaß besitzt, die »Beweglichkeit des Magens, die schiebenden und zusammenziehenden Bewegungen zur Weiterbeförderung von verdaubarer Materie« erhöht. Einerseits eine Möglichkeit, den trägen Verdauungstrakt anzuregen, andererseits der Effekt, Abfallstoffe schnell zu entsorgen und Nährstoffe schneller zu entziehen. Dafür sorgen auch die in Morinda enthaltenen Anthrachinone.

Haustiere

Wenn unsere Haustiere leiden, dann geht uns das beinahe ebenso ans Herz, wie wenn uns selbst etwas geschieht. Von vielen Tierbesitzern weiß ich, dass sie ihre Haustiere in der Zwischenzeit bereits naturheilkundlich behandeln lassen. Notfalltropfen haben sich ebenso bewährt wie die anderen Bach-Essenzen. Es gibt bereits Naturheilpraxen für Tiere und sie haben nicht über mangelnden Zulauf zu klagen. Tiere sprechen sehr schnell auf homöopathische Medikamente und auf Heilpflanzen an. Wenn sie in einigermaßen naturnaher Umgebung sind, kann man beobachten, dass sie zielgerichtet bestimmte Gräser und Kräuter suchen, wenn ihnen etwas fehlt. Sie haben – sicher mehr als wir Menschen – noch subtilere Zugänge zu den Naturkräften des Pflanzenreiches. Bislang gibt es wenige Erfahrungsberichte über die Behandlung von Tieren mit Morinda, diese wenigen Aussagen aber berechtigen (bei unterschiedlichsten Krankheitsbildern) zu den größten Hoffnungen. Falsch machen kann man mit Morinda bei Tieren nichts – im Gegenteil, ihr Allgemeinbefinden und ihre Vitalität werden verbessert.

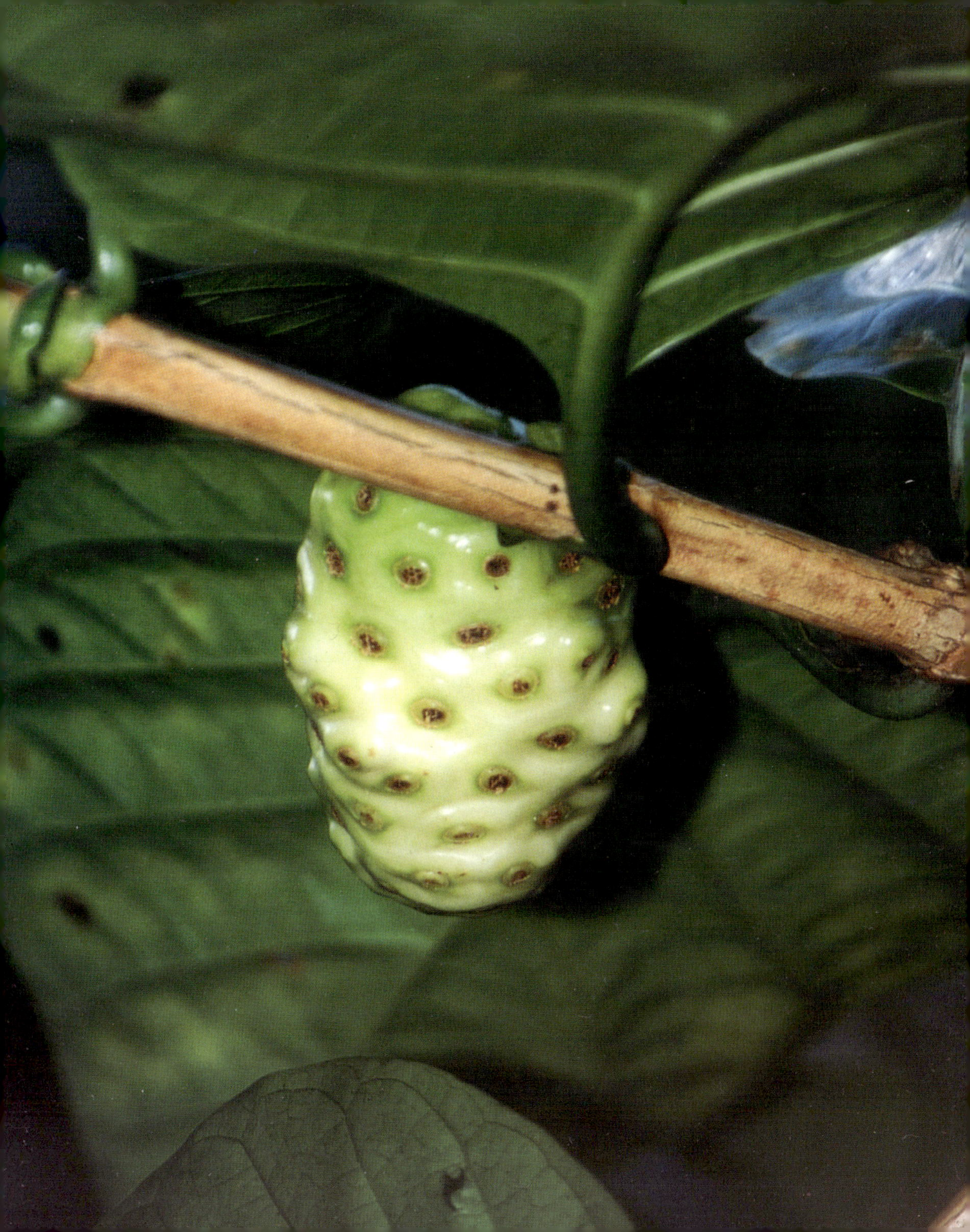

Ich beobachtete, dass bei vielen Menschen die Schmerzgrenze nach oben verschoben wurde und Entzündungen jeglicher Art verschwanden. Potenzprobleme lösten sich nach Einnahme des Saftes auf, die Libido bei Mann und Frau wurde gesteigert, was auf eine positive Beeinflussung des Hormonsystems schließen lässt. Lernstörungen bei Kindern wurden beseitigt und die Konzentrationsfähigkeit bei Jung und Alt war deutlich höher.
Jedoch muss ich immer wieder mit aller Deutlichkeit darauf hinweisen, wie wichtig die ausreichende Flüssigkeitszufuhr ist, wenn man Morindasaft trinkt. Die den Körper belastenden Stoffe werden über die Blutbahn durch die Nieren ausgeschieden. Um die Nierenarbeit zu erleichtern, sind regelmäßig größere Mengen von unbelasteten Flüssigkeiten notwendig. Das heißt: *TRINKEN!*

Reinhold Prinz, Bioresonanz-Therapeut

Gertrud S. aus Lindau schreibt:

Im Juli 2002 war ich zu Besuch in den USA bei meiner Schwester. Da ich seit 10 Jahren an Parkinson leide, interessiere ich mich für alles, was in dieser Hinsicht auf dem Markt ist und mir eventuell helfen kann. Damals wurde das Zittern an meinen Händen zusehends schlimmer und ich wagte mich kaum mehr unter die Leute. Bei einem großen Familienfest sah ich überall nur mitleidige Gesichter und keiner traute sich zu fragen: Was hast du?
Ich wurde depressiv und hatte ständig Migräne, was dazu führte, dass ich für 8 Wochen in eine Nervenklinik musste. In solchen Situationen greift man zu jeder Hilfe und die hieß für mich Noni. Dass sich Erfolge in den nächsten Tage einstellen würden, habe ich nicht erhofft, doch mit einem Schlag war die Migräne wie weggeblasen und ist bis heute nicht wiedergekommen. Ich konnte plötzlich wie ein Murmeltier schlafen, ich wurde wieder so lustig wie früher. Seither hat sich alles verändert. Meine Haut ist schöner geworden. Ich habe von Größe 50 auf Größe 40 abgenommen. Seit 6 Monaten Jahr hat das Zittern so nachgelassen, dass ich mit einer Hand wieder aus einer Tasse trinken kann, ohne etwas zu verschütten. Manchmal möchte ich es der Welt oder besser allen Freunden zurufen: »Trink Noni und es geht dir gut!« Ich wünsche jedem Menschen Gesundheit und Gottes Segen.

Andreas K. berichtet:

Ich habe Noni durch meine Geschäftspartnerin und gute Freundin Susanna kennen gelernt. Als sie mir den Saft empfahl, war mein Glaube daran nicht sehr groß, nur auf ihr Drängen begann ich ihn zu trinken. Es war für mir klar, dass der Saft für mich eigentlich nicht das Richtige sei und ich fand diese Meinung bestätigt, denn meine Kopfschmerzen und meine Migräneanfälle veränderten sich über 6 Wochen in keiner Weise. »Bei mir wirkt er nicht« sagte ich zu Susanna, die mich aber beschwor, nicht aufzugeben. Wieder 2 Wochen später wurden meine ständigen Kopfschmerzen plötzlich erträglicher, einen Migräneanfall hatte ich ebenfalls nicht mehr. Nun trinke ich bereits 18 Monate Morindasaft.

Mir geht es bestens, ich brauche keine einzige Tablette mehr und bin immer gut drauf, voller Elan und könnte Bäume ausreißen. Danke Susanna!

Frau K., 55 Jahre

Frau K. leidet an MS und trinkt seit März 2002 Morindasaft. Damals hatte sie selbst mit Abführmitteln nur alle 3 Tage Stuhlgang, schon nach ein paar Tagen klappte es jeden Tag. Früher konnte sie höchstens 4 Stunden auf den Beinen sein, dann musste sie sich wieder hinlegen, das gehört heute der Vergangenheit an. Zusätzlich erhält sie einmal pro Woche ihre Interferonspritze gegen die Verkrampfungen. Sie geht wieder wie früher, man sieht ihrem Gang nichts mehr von einer Behinderung an, dasselbe gilt für ihre Gesichtsfeldeinschränkung, die sich eklatant besserte.

Frau S., 64 Jahre

Auch hier lautet der Befund: MS. Große Schmerzen mit Krämpfen, die zum Zittern der linken Hand führten, traten mindestens 4 mal täglich auf, bevor Frau S. mit der Einnahme von Morinda begann. Ihre Krampfzustände sind völlig verschwunden. Gleichzeitig kam es zu einer Verbesserung der Sehfähigkeit und ebenso der Blase, die, obwohl nun täglich konsequent 2 Liter Wasser auf dem Programm stehen, viel leistungsfähiger geworden ist. Nur wer selbst vom Problem der Inkontinenz betroffen ist kann ermessen, was es bedeutet, wieder »trocken« zu sein.

Claus R. aus Wörth an der Donau erzählt:

Bei meinem Schwiegervater wurde im Frühjahr 2000 Prostatakrebs festgestellt. Trotz intensiver Behandlung vergrößerte sich die Prostata und das Schambein wurde auch noch in Mitleidenschaft gezogen. Der psychische Zustand meines Schwiegervaters war dementsprechend. Er glich nur noch einem Schatten seiner selbst, war destruktiv, sprach vom Sterben, seine Augen hatten kein Leben mehr und auch kein Arzt konnte etwas Positives dazu sagen, denn sein Tumor war irreparabel, eine Operation wurde ausgeschlossen. Das war der Stand der Dinge Ende September 2000. Damals brachte ich ihm seinen ersten Karton mit Morindasaft und er begann ihn zu trinken. Er steigerte die Menge in relativ kurzer Zeit von 3 mal 30 ml am Tag auf 3 mal 120 ml am Tag. Nach etwa 3 Wochen war der Mann wie ausgewechselt, mit einem Lächeln im Gesicht und einer neuen Freude am Leben, die dem ganzen Umfeld auffiel. Nun, eine subjektive Besserung hatten wir auf alle Fälle erreicht, es fehlte nur noch ein Befund. Eine Blutuntersuchung etwa 6 Wochen nach dem Beginn mit Noni brachte dann den erhofften Beweis gebracht. Alle seine Blutwerte hatten sich verbessert und insbesondere sein Tumormarker (Einheit zur Bestimmung des Tumors) hatte sich von 7,99 im September auf 1,9 im Dezember verringert. Es geht ihm heute immer noch sehr gut und in Kürze werden noch Kernspinbilder vorliegen, die das Vorher und Nachher bestätigen. Heute kommt und geht niemand aus seinem Haus, ohne von Noni erfahren zu haben. Es ist für ihn, wie für alle anderen die es mitbekommen haben, schlichtweg ein Wunder. Niemand sollte sich diesen von Gott gegebenen Saft entgehen lassen.

Herr Bruno W. ist 93 Jahre alt und wohnt in Mannheim, er schreibt:

Ich leide schon seit vielen Jahren an Bluthochdruck und habe Probleme mit meinen Knochen und Gelenken - kein Wunder, in meinem Alter haben viele Arthritis und Arthrose. In letzter Zeit ist es allerdings immer schlimmer geworden und ich konnte mich im Herbst 2002 nur noch gebückt und mühsam mit meinem Laufwagen bewegen; es war mir nicht mehr möglich, aufrecht zu stehen oder zu gehen, Treppen steigen konnte ich gar nicht mehr. Da ich auch große Schmerzen in den Beinen hatte, wurde ich ins Krankenhaus eingeliefert. Dort weitete man mir die Venen in den Waden. Wegen der Gelenks- und Knochenschmerzen wurde ich dann zu einem bekannten Orthopädie-Spezialisten überwiesen, aber er meinte nach der Untersuchung: »Herr W., Sie sind jetzt fast 93 Jahre alt, was soll ich da noch machen? Ich kann Sie spritzen und punktieren, mehr aber auch nicht! In Ihrem Alter kann man einfach nicht mehr erwarten.«
Ende Oktober 2002 schickte mir mein Neffe Gustav eine Flasche Noni mit der Bemerkung, ich solle den Saft probieren - schaden würde er bestimmt nicht, wahrscheinlich aber sogar die Schmerzen lindern. Nach einer Woche wurden meine Gelenkschmerzen plötzlich deutlich heftiger. Ich rief meinen Neffen an, um ihm zu sagen, dass der Saft nicht geholfen, sondern die Sache noch verschlimmert hatte. Auch er war ratlos, meinte aber, ich solle vielleicht doch noch weiter trinken, allerdings eine kleinere Dosis und öfters am Tag. Das war an einem Donnerstag. Am darauf folgenden Sonntag merkte ich morgens beim Aufstehen, dass ich mich leichter bewegen konnte und stellte überrascht fest: Ich hatte fast keine Schmerzen mehr! Unglaublich! Auch konnte ich mich wieder weitestgehend aufrichten! Ich trinke nun regelmäßig Morindasaft - was hat es gebracht? Ich bin seither sozusagen schmerzfrei, außer wenn ich eine ungeschickte Bewegung mache oder meine Gelenke zu sehr belaste. Neulich konnte ich nun zum ersten Mal seit dem Sommer 2002 wieder einen Spaziergang im Freien machen, etwa 500 m weit bin ich mit meinem Wagen gegangen!

Frau Astrid G. aus Freiburg und ihre Erfahrungen bei Allergien:

Meine ursprünglichen Beschwerden sind sicher nicht so schwerwiegend wie die mancher Anwender mit wirklich schmerzhaften oder lebensbedrohlichen Krankheiten. Für mich selbst bedeutet aber alles, was ich bisher mit diesem Saft erleben durfte, ein riesiges Plus an Lebensqualität. Was ich über

den Morindasaft herausfinden konnte klang vielversprechend, also begann ich zu trinken (Saft natürlich) und fühlte mich sehr wohl dabei - fitter, ausgeruhter, mit mehr Kraft, um mein Leben neu zu organisieren. Der echte »Härtetest« kam aber erst mit Einsetzen des Frühlings und dem Blühen von Hasel, Birke und Gräsern. Seit meinem 12. Lebensjahr hatte ich Heuschnupfen und in der Zwischenzeit alles ausprobiert: Desensibilisierung, Eigenbluttherapie, verschreibungspflichtige Medikamente, freiverkäufliche Medikamente ... (die Antihistaminika wirken zwar einigermaßen, machen aber so schrecklich müde). Der Frühling kam. Was nicht kam, war der Heuschnupfen. Mittlerweile gehe ich mit Freude an der Dreisam (ein Fluss in Freiburg) joggen, während am Ufer und auf den Wiesen die Gräser hüfthoch stehen und blühen. Das wäre früher undenkbar gewesen.
Meine Tochter Anne ist jetzt 14 Jahre alt. Sie hat den Heuschnupfen schon seit ihrer Kindheit. Vor der »Heuschnupfsaison« wusste ich ja nur theoretisch, dass der Nonisaft vielleicht etwas bewirken kann. Und versuchen Sie einmal, einem Teenager vorbeugend einen fremden Saft zu verabreichen. Erst als das Schniefen und Schnupfen bei ihr richtig einsetzte und ich gleichzeitig symptomfrei war, konnte ich mit Nachdruck zu ihr sagen: So, und jetzt jeden Tag ein Schnapsgläschen! Es hatte keine sofortige Wirkung. Aber nach ca. 4 Wochen wurden die Symptome weniger und weitere 2 Wochen später war auch sie ihre Beschwerden los (ich weiß, Heuschnupfen ist saisongebunden, aber bei Anne hat er sich sonst immer bis in den Spätsommer erstreckt). Dass meine Tochter nicht mehr unter dieser Krankheit zu leiden hat, macht mich wirklich glücklich.

Familie T. aus Albstadt: Tumor im Eileiter während der Schwangerschaft

Über die Schwangerschaft unserer Tochter hat sich nicht nur die junge Familie gefreut sondern auch wir als Eltern waren glücklich. Die Freude auf das erste Kind ist sicherlich besonders groß und daher war die Ernüchterung nach einer Untersuchung umso härter. Im Bereich der Eileiter hatte sich ein Tumor gebildet. Angeblich sollte er nicht bösartig sein. Eine Beseitigung war laut Auskunft des Frauenarztes dennoch notwendig, weil beides wächst - das Kind und auch der Tumor. Als einzige Lösung wurde eine Operation im 7. Monat der Schwangerschaft vorgesehen. Über die Problematik einer solchen Operation für das Baby wollen wir hier nicht berichten, sondern über unsere Eigenbehandlung, denn für den Arzt stand die Operation bereits fest. Da wir schon lange von Noni überzeugt waren lag es nahe, auch unserer Tochter den Saft zu empfehlen. Während der ersten Woche trank sie 3 Flaschen von diesem Fruchtsaft und anschließend reduzierte sie die Trinkmenge auf täglich 140 ml. Zusätzlich nahm sie auch täglich ca 2,5 Liter Wasser zu sich. Das Ergebnis bei der nächsten anfallenden Untersuchung war, dass der Arzt den Tumor nicht mehr erkennen konnte, er war einfach nicht mehr vorhanden. Da sie keinerlei Medikamente während dieser Zeit genommen hatte erübrigt es sich, den Grund zu ermitteln.

Die Erfahrungsberichte wurden uns von Uli Vorwerk, D-88662 Überlingen, zur Verfügung gestellt.

Forschungsberichte aus der Wissenschaft

Wissenschaftliche Arbeiten über Morinda citrifolia gibt es bereits aus den 50iger Jahren, jedoch erreicht die Forschung um 1995 ihren Höhepunkt. Auf den Kongressen der American Association of Cancer Research , der amerikanischen Vereinigung für Krebsforschung, werden laufend wissenschaftliche Studien über den immunmodulierenden Mechanismus beim Einsatz von Morinda citrifolia in der Krebsprophylaxe und –behandlung diskutiert.

Basierend auf den Vorarbeiten der Leiterin des botanischen Instituts an der Universität Hawaii, Prof. Dr. Isabella Abbott, weisen die Forscher Hirazumi, Furusawa und Hokama 1993 die positiven Effekte des Morindasaftes nach.[1]Dr. Hirazumi führt die Forschungen weiter und erkennt in der Folge den Zusammenhang zwischen Aktivierung des Immunsystems und verringertem Tumorwachstum durch Morinda citrifolia.

Zwischen 1992 und 1995 werden in der Morinda-Forschung entscheidende Fortschritte erzielt. Dr. Hirazumi bezieht sich auf Laborauswertungen, wonach zwei Stoffe, welche die Aktivität der Killerzellen gegen entartete Zellen (Krebszellen) hemmen, durch Morindaeinnahme unschädlich gemacht werden. Die Aktivität der T-Zellen und Makrophagen wird angeregt, Sie kommt zur Erkenntnis, dass Heilwirkungen dann feststellbar sind, wenn der Wirkstoff Noni-PPT mit geringen Dosen der Standard-Chemotherapie kombiniert wird und empfiehlt die klinische Anwendung in der Krebstherapie als ergänzendes Therapeutikum. Von A. Hirazumi wird Noni PPT als Wirkstoffgemeinschaft beschrieben. Polysacchariden schreibt sie die immunmodulierende Wirkung zu, mit der eine Unterstützung des Immunsystems erreicht wird und die für den Transport einiger Hormone und Botenstoffe zu den Zellen verantwortlich sind. Gamma Interferon ist für die Aktivierung der Killerzellen verantwortlich und regt die Erzeugung des körpereigenen Hormons Cortisol an.[2]

Bereits 1993 wird in der Keio-Universität in Japan von Dr. Hiramatsu und Dr. Umezawa der Wirkstoff Damnacanthal isoliert, als neuer Hemmstoff für die ras-Funktion. Die ras-Funktion spielt eine entscheidende Rolle bei der Bildung von Krebszellen in der Lunge, im Darm, Magen oder bei Leukämie. Sie beschreibt das Krebs-Gen mit der Bereitschaft zu ungebremstem Wachstum. Damnacanthal erreicht, dass sich Vorstufen der Krebszellen wieder wie normale Zellen verhalten, sie sterben bei Fehlfunktionen ab.[3]

Mehrere Tierstudien aus den Jahren 1960 bis 1970 weisen Morinda blutdrucksenkende Eigenschaften durch das enthaltene Scopoletin zu.[4]

Eine japanische Forschungsgruppe um Dr. Umezawa isoliert aus Morinda citrifolia ein Anthrachinon, welches die Überlebensdauer einer vom Aids-Virus befallenen Zelle erhöht. Das Anthrachinon verzögert die Zerstörung HIV-infizierter Zellen.[5]

1998 wird an der Universität Kinshasa die Wirkung von Morinda citrifolia auf Amöben, verantwortlich für Durchfallerkrankungen, untersucht. Dr. Tonga stellt gute antiamöbische Eigenschaften fest. 1999 untersucht der chinesische Wissenschaftler Dr. Ho das Naphthohydrochinon Furumollugin, Mollugin, Rubilacton. Hepatitis 3B-Zellen reagieren antiviral. Ebenfalls 1999 erforscht Dr. Lemmich die Antimalaria-Aktivität der Gattung Morinda und kommt zu positiven Ergebnissen.

[1]Hokama, Y., The effect of Noni Fruit Extract (Morinda citrifolia, Indian Mulberry) an Thymocytes of Balb/c Mouse, Faseb, 1993; 7.

[2]Hirazumi, A., Antitumor aktivity of Morinda citrifolia; 1992. Immunomodulation contributes to the anticancer activity of Morinda citrifolia; 1996. An immunomodulatory polysaccharide-rich sunstance from the fruit juice of Morinda citrifolia; 1999.

[3]Induction of normal phenotypes in ras-transformed cells by damnacanthal from Morinda citrifolia. Cancer Letters 1993 September 30; 73 (2-3):161-6.
Hiwasa, T.; Stimulation of ultraviole-induced apoptosis of human fibroblast cells by tyrosine kinease inhibitors, Damnacanthal; 1999.
Zenk, M., Anthraquinone production by cell suspension cultures of Morinda citrifolia; Planta Med, Juni; 1979. Westendorf, J.; Genotoxizität von Anthrachinonen; 1998.

[4]Morthy, N., Preliminary phytochemical and pharmacological Study of Morinda: Antiseptic 63; 1970. Yenkins, H., Studies on Morinda citrifolia, Journal of the American Pharmaceutical Association ; 1960.

[5]Umezawa, K., Isolation of 1-methoxy-2formyl-3-hydroxyanthra-quinone from Mortinda citrifolia; Tkio; 1994

Devas – die Seele der Pflanzen

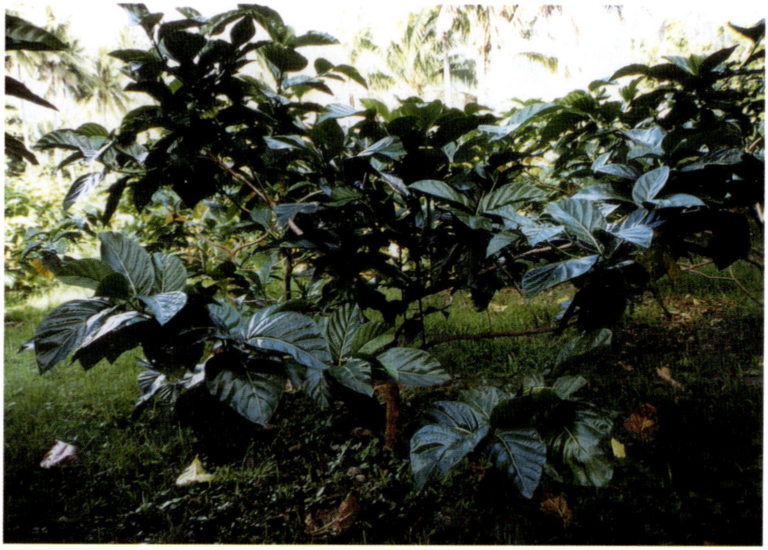

Pflanzendevas finden immer mehr Fürsprecher, darunter auch immer mehr Ethnobotaniker, die versuchen, schamanistische Heilpflanzen aus den verschwindenden Tropenwäldern zu retten.

Wer Pflanzen liebt, bringt die besten Voraussetzungen mit, in Kontakt mit ihren Wesen zu kommen. Devas sind Naturgeister, die in den Pflanzen leben. Sie sind die Engel und Seele aller Pflanzen. Im Märchen, in den Sagen und in der Mythologie nennt man sie, quer durch alle Kulturen, die Baum- oder Blütengeister und Elfen. Für die alten, berühmten Ärzte, wie z. B. Hippokrates oder Paracelsus, war diese spirituelle Dimension der Pflanzen unabdingbar für die Heilung; nur wenn die Pflanze mitarbeitete, war Heilung überhaupt möglich.

Es gibt heute wieder viele Menschen, die Erfahrungen mit den Pflanzendevas machen. Wer kennt nicht die »Gärtner«, die nach keinem Schema arbeiten müssen, weil ihre Pflanzen ihnen sagen, was sie brauchen! Kinder erzählen von ihren Kontakten zu Blumen und Bäumen und nehmen diese als selbstverständlich hin. Telepathische Erlebnisse mit Pflanzen werden immer häufiger. Heilkräuter tauchen in Gärten auf, als wüssten sie, dass der Besitzer sie im Moment dringend benötigt.

In Findhorn (Schottland) mit seinem kalten, windgepeitschten Klima entstand ein Paradiesgarten inmitten magerer Sanddünen und steiniger Schafweiden. Wunderbare Blumen, Reihen voll herrlichem Gemüse, üppiger Pflanzenwuchs in einer Gegend, wo schon Gras und dornige Büsche Mühe haben zu überleben. Hier ist kein Menschenverstand am Werk, kein Agrarchemiker würde sich freiwillig mit diesem Stück Land befassen, sondern die Pflanzendevas selbst geben ihre Anweisungen. Menschen aus der ganzen Welt kommen hierher und sehen mit eigenen Augen, wie die Gesetze von Boden und Klima hinfällig werden können, wenn man mit den Pflanzenseelen zusammenarbeitet. Findhorn existiert seit mehr als dreißig Jahren. Dass Prinz Charles von England seine Besitzungen nur mehr biologisch bewirtschaften lässt, ist nicht zuletzt auf sein beeindruckendes Erlebnis in den Gärten von Findhorn zurückzuführen. Überall entstehen derzeit solche Gärten.

Was Devas mehr als alles andere wollen, ist unsere Bewunderung und Liebe. Unsere Gedanken und Gefühle sind für sie Nahrung.

Elfen und Baumgeister sind wieder salonfähig und fühlen sich bei sanften Menschen wohl.

Wer bei einem Besuch mit den Besitzern, den »Gärtnern«, spricht, ohne sich über diese Sicht der Wahrnehmung der Welt lustig zu machen, wird immer wieder von Devas, Baumgeistern und Elfen hören.

Jede Frau, die ihre Zimmerpflanzen liebt, jeder »Gärtner«, der seinen Garten mit Liebe bestellt, weiß, dass immer jene Pflanzen am besten gedeihen, denen wir die meiste Aufmerksamkeit und Zuwendung schenken. Damit ist nicht das Wasser gemeint und auch nicht die wöchentliche Düngermenge, sondern die persönliche Zuneigung. Wo die Äcker und Gärten mit Freude bearbeitet werden, da werden die Pflanzen gesund und kräftig gedeihen.

Wo nur mehr wirtschaftliches Interesse vorherrscht und der Bauer den Bezug zur Natur verloren hat, sorgt zwar der massive Einsatz von Chemie dafür, dass die Pflanzen am Leben gehalten werden, ihre Seele aber ist dahin – und wir Verbraucher merken es an schwindenden Vitalstoffen im Gemüse. Viele »Unkräuter«, wie Löwenzahn, Gundelrebe, Vogelmiere, Giersch oder Brennnessel, sind regelrecht aufmerksamkeitshungrig. Sie schreien nach Beachtung, umringen unsere Gärten und bieten ihre gesundheitsfördernden Dienste an. In einer Zeit der Agrarfabriken geben sie uns etwas Erstklassiges, sie kräftigen unsere Gesundheit und übertreffen die Kulturpflanzen bei weitem an Vitamin- und Mineraliengehalt.

Kräuterkundige berichten von dem Phänomen, dass sich im Rasen, Garten oder bevorzugten Park eines erkrankten Menschen plötzlich ein neues »Kraut« ansiedelt. Wenn man es näher betrachtet, stellt es sich als jene Heilpflanze heraus, die der Kranke für sein Leiden braucht.

Unsere »makrokosmischen Mütter« machen es möglich: Wir erhalten Zugang zu einer Pflanze, die wir dringend brauchen.

Diese Beobachtung kommentiert Paracelsus: »Wo die Krankheit, da auch das Heilmittel.«

Die berühmte Kräuterkundige Mellie Uldert sagt: »Wenn sich im Körper eines Kranken unbemerkt eine Krankheit festsetzt, so kommt ihm auch schon das richtige Heilkraut unter.«

Plötzlich ist die Pflanze, die wir brauchen, da. Man könnte auch sagen, die Pflanzendevas – der Devasforscher Storl nennt sie unsere »makrokosmischen Mütter« – bieten ihre Hilfe an.

Es kommt nicht von ungefähr, dass Morinda citrifolia, die während zwei Jahrtausenden nur den Völkern der südlichen Halbkugel Heilung brachte, nun auch unseren Breiten zugänglich ist.

Morinda ist ein guter Geist, der dem Menschen freundlich gesinnt ist und ihn nach Kräften unterstützt.

Storl: »Jede Pflanzenart, auf die wir uns einlassen, wird uns verändern; die Pflanzendevas sind göttliche Mächte.«

Kontakt zu den Morinda-Devas

Nur wenige von uns haben die Gabe, mit den Devas der Pflanzen zu kommunizieren. In den Ländern, in denen Morinda citrifolia wächst, ist das noch anders. In der noch naturverbunden lebenden Bevölkerung verstehen viele die von den Pflanzen transportierten Botschaften, die z. B. zeigen, welche Früchte besonders heilkräftig sind. Sie erleben die Morinda als ein grün belaubtes Lebewesen, eine Manifestation eines hilfreichen, erhabenen Geistes, mit dem man gut kommunizieren kann und der voll Mitleid die Leiden der Menschen heilt.

Der Renaissancegelehrte Fibonacci erkannte, dass die Blattanordnungen der Pflanzen einem mathematischen Gesetz folgen, demselben, dem auch Sternbilder gehorchen. Morinda ist diesem Prinzip nach dem Sternbild der Venus zugeordnet, unter dem sich auch die anderen Rubiaceaarten finden. Die Venus ist das Symbol für Liebe. Was liegt näher, als aus dem Auftauchen der Morinda in Europa zu schließen, dass sich hier eine mächtigere Kraft Zugang zu unserem Gemüt verschaffen will, als es die europäischen Verwandten (Waldmeister und Labkräuter) sind? Das Prinzip der Liebe will sich verwirklichen. Unser Kulturkreis hätte dies auch nötig, denn die Menschen in ihm entwickeln sich zunehmend zu liebesunfähigen Individuen – sagen die Psychologen.

Venus-Pflanzen haben besondere Affinität zu liebevollen Menschen und machen Geschichte.

Vielleicht machen die Ammen der Menschheit, die Pflanzen, diesmal die Morindapflanze, wieder einmal Weltgeschichte. Wie früher Piper nigrum, der Pfeffer, dessentwegen Kolumbus aufbrach und einen Erdteil entdeckte und der das mittelalterliche Weltbild von der Erde als Scheibe zerstörte. Gäbe es heute Tourismus ohne Cinochona succiruha, den Chinarindenbaum? Er ermöglichte es den Weißen, fremde Erdteile zu erobern, ohne an Malaria zu sterben. Wo wäre

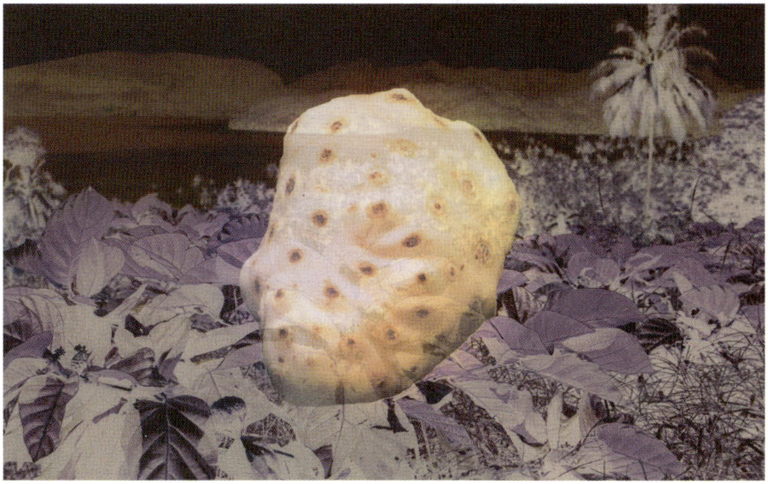

Amerika ohne die Kartoffel, deren Ernteausfall in Europa Mitte des 19. Jahrhunderts dazu führte, dass Millionen Europäer nach Amerika auswanderten? Der Kartoffeldeva hat dafür gesorgt, das Defizit in der Bevölkerung, das durch das Abschlachten der Indianer entstanden war, durch Einwanderer wieder wettzumachen.

Die Seelenkräfte der Heilpflanzen sind nicht zu unterschätzen und setzen sich subtil durch.

Pflanzengeister können sich als Persönlichkeiten präsentieren, die das Schicksal der Menschen, sogar der ganzen Menschheit, gravierend beeinflussen. Besonders menschenfreundlich geben sich natürlich die Gräser, deren Samen seit Jahrtausenden für unsere Ernährung sorgen. Sieht man die Sache einmal von dieser Seite, so kommt es einem nicht mehr seltsam vor, Pflanzen als Wesen mit Seele zu betrachten. Einige Pflanzendevas scheinen auf bestimmte Persönlichkeitstypen anzusprechen, das ist der Grundsatz, auf den auch Edward Bach, der berühmte Entdecker der Bach-Blüten, seine Therapie aufbaute. Durch eine Art innere Resonanz werden Seelenkräfte der Pflanzen auf den Menschen übertragen. Die Therapie hat sich weltweit durchgesetzt und ist in der Zwischenzeit in Europa arzt- und apothekenpflichtig.

Botschaften der Pflanze sollte man ernst nehmen.

Alle Naturvölker dieser Erde berichten von Seelen und Geistern, die sich in den Pflanzen offenbaren. In allen Kulturen war dieses Wissen vorhanden. Die Ausnahme ist unsere westliche Kultur, die aus wahrscheinlich ausschließlich wirtschaftlichen Gründen auf diese Sichtweise verzichtet – Seele kann man noch nicht kaufen und verkaufen.

Viele Menschen werden manchmal im Traum von einem Pflanzendeva (Pflanzenengel) besucht, der sie von einem Leiden befreien kann. Öffnen Sie sich für die Botschaft der Morinda-Devas. Wenn Sie sich nicht gleich persönlich angesprochen fühlen, haben Sie etwas Geduld. Achten Sie auf die Gefühle, die im Laufe des Tages auftreten. Meditieren Sie über die Pflanze und genießen Sie jeden Schluck Ihres Morindasaftes.

Morinda genießen und bewusst zelebrieren.

In den Kulturen der polynesischen Inseln wurde die Anwendung der Nonipflanze von vielen Ritualen und Gebetszeremonien begleitet. Man kann als moderner Mensch diese »Zuwendung« zu den

Pflanzen als Unfug abtun. Es ist aber auch möglich, sich diesen Handlungen, die ja nichts anderes als eine Beschwörung der Pflanzengeister sind, zu öffnen und selbst zu versuchen, Kontakt zu der Pflanze, die ja hinter dem Fruchtsaft steht, zu bekommen.

Morinda hat eben begonnen, ihren angestammten Platz zu verlassen und sich einen Platz in weit entfernten Kontinenten zu suchen. Das heißt die Pflanzenengel sind bereit, sich auch mit dem westlichen Menschen einzulassen. Wenn während, nach oder vor dem Trinken des Saftes oder dem Essen der Frucht Gedanken kommen, wie subtil sie auch seien, sollten wir ihnen vertrauen. Es kann eine Information der Pflanze sein. Immer wieder spreche ich mit Menschen, denen Pflanzen Botschaften zukommen lassen.

Wer in diesem Buch liest oder bereits Morindasaft kennen gelernt hat, hat wahrscheinlich schon Kontakt mit dem Pflanzengeist der Noni.

Morinda als Venuspflanze ist dazu da, die Lebenskräfte zu erhalten und zu fördern, dazu gehört natürlich auch die gesunde Sexualität. In vielen Quellen wird sie ausführlich als Aphrodisiakum beschrieben und gepriesen.

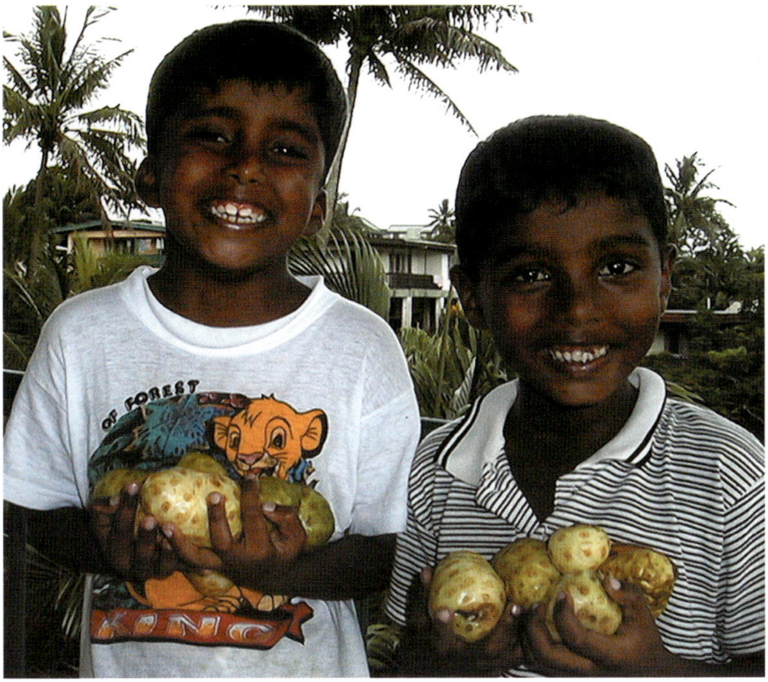

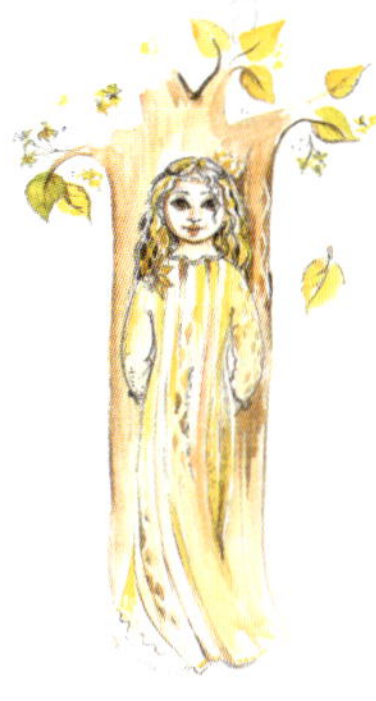

Morinda - die Essenzen

Blütenessenzen sind Heilmittel für die Seele, durch sie wirken die Kräfte der Pflanzen besonders machtvoll, sie sind der Transporteur himmlischer Botschaften. Außer den klassischen 39 Blütenessenzen nach Dr. Bach haben sich in allen Erdteilen »Flower Essences« entwickelt, so auch »Hawaiian Tropical Flowers«. Für die Herstellung der »Noni Essenz« werden Blüten der Morinda citrifolia verwendet, man erhält sie im gut sortierten Fachhandel.

Um Morindaessenz selbst herzustellen, benötigt man den reinen Frischsaft und mischt ihn im Verhältnis 2 : 1 mit 40%igem Alkohol.

Einnahmeempfehlung: 2 x täglich 2 Tropfen mit Wasser schluckweise einnehmen.

Soll die Wirkung verstärkt werden, so kann man die Essenz mehrmals täglich verwenden.

Wie alle für die spirituelle Ebene konzipierten Naturmittel hilft Noni vor allem bei emotionalen Befindlichkeiten. Die Tropfen können in einem Glas Wasser, direkt auf die Zunge gegeben oder in Tee eingenommen werden. Sie sind auch wohltuende Zutat eines entspannenden Bades.

Noni Essenz (Blüten)

- hilft, Gefühle aus der Vergangenheit aufzuarbeiten unterstützt die Fähigkeit, positive Gedankenmuster aufzubauen
- löst los von überholten Prägungen aus vergangenen Leben
- erhöht die Strahlkraft der Aura
- verstärkt das erste, zweite, dritte und fünfte Chakra beendet spontan negative Gedankenmuster
- unterstützt das Loslassen, egal ob es sich um einen Menschen, Erlebnisse oder Schicksalsschläge handelt
- schenkt gute Träume

In der Homöopathie bezeichnet man als Essenz (Urtinktur) jenes Mittel, in dem der Wesenskern einer ganzen Pflanze eingefangen ist. Meist besteht die Urtinktur aus dem Saft der frischen, ganzen Pflanze. Die Urtinktur kann durch die Zugabe von Alkohol für längere Zeit haltbar gemacht werden.

Anwendungsgebiete für Noni Essenz (aus Saft) sind:

- Abszesse
- Akne
- Arteriosklerose
- Arthritis
- Blähungen
- Cellulitis
- Darmerkrankungen
- Dermatitis
- Ekzeme
- Erkältungen
- Flechten
- Gelenksrheuma
- Geschwüre
- Hautentzündungen
- Insektenstich
- Juckreiz
- Lymphstau
- Muskelschmerzen
- Neurodermitis
- Orangenhaut
- Prellungen
- Schweregefühle
- Stauungen
- Stoffwechselstörungen
- Verdauungsschwäche
- Verstopfung
- Wechseljahre
- Zerrungen

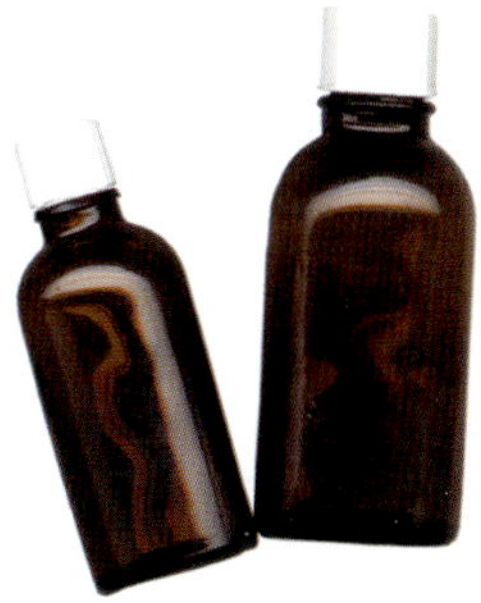

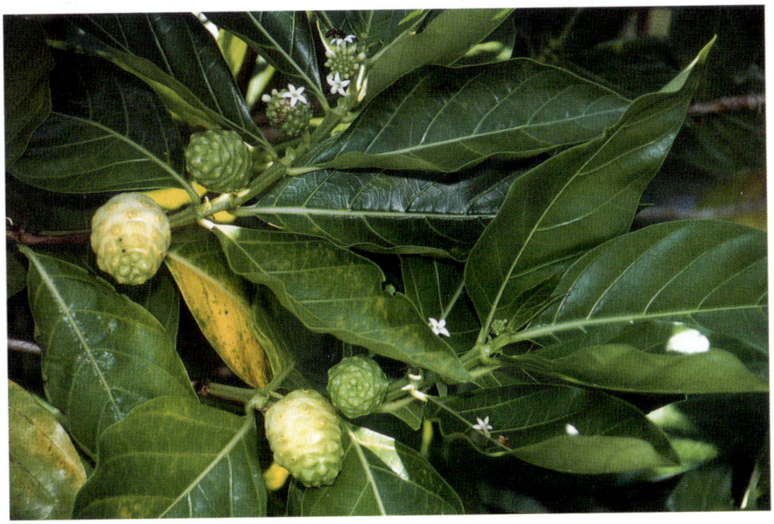

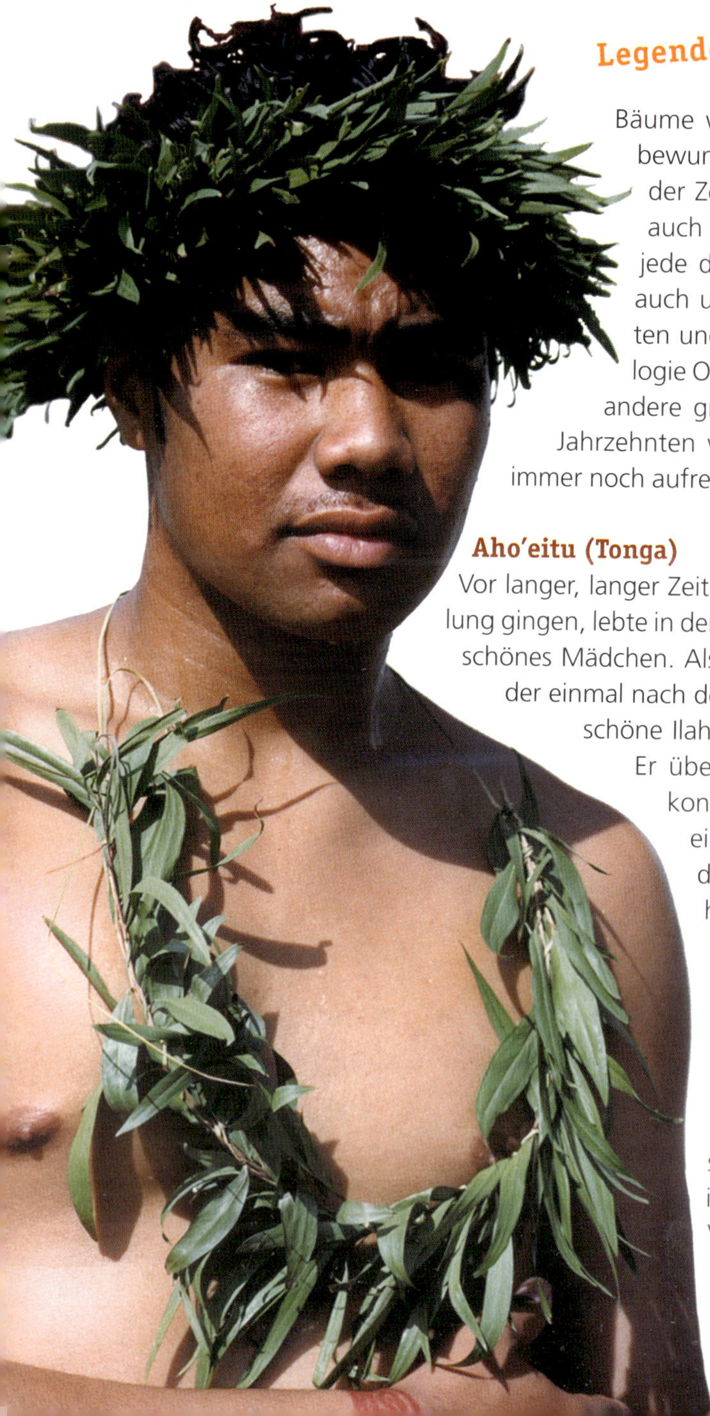

Legenden

Bäume werden wegen vieler Eigenschaften bewundert: wegen der Härte ihres Holzes, der Zerbrechlichkeit ihrer Blüten, manche auch wegen ihrer Heileigenschaften. Wie jede der großen Heilpflanzen ranken sich auch um Morinda citrifolia viele Geschichten und Legenden, sie sind Teil der Mythologie Ozeaniens. Die Menschenfresserei und andere grausame Sitten sind dort seit vielen Jahrzehnten verschwunden, die Tabus sind aber immer noch aufrecht.

Aho'eitu (Tonga)

Vor langer, langer Zeit, als die Wünsche noch alle in Erfüllung gingen, lebte in der Lagune von Tongatapu ein wunderschönes Mädchen. Als Gott Eitumatupu'a auf Erden wieder einmal nach dem Rechten sah, beobachtete er die schöne Ilaheva und entbrannte in Liebe zu ihr. Er überschüttete sie mit Zärtlichkeit und konnte nicht mehr von ihr lassen. Nach einer Weile gebar sie ihm einen Sohn, den der Gott Aho'eitu nannte, das heißt »Der Tag ist angebrochen«. Dann verließ er Ilaheva und kehrte in den Himmel zurück.

Der Knabe wuchs auf und wurde mit jedem Tag stärker und wohlgestalteter. Immer öfter fragte er nach seinem Vater und ließ der Mutter so lange keine Ruhe mehr, bis sie es ihm erzählte. »Ich möchte meinen Vater sehen«, verlangte der Knabe,

»aber wie soll ich in den Himmel kommen, der doch so weit oben ist?« Da war guter Rat teuer, denn auch Ilaheva wusste es nicht genau. Aber da ließ Eitumatupu'a einen Traum über sie kommen. Am nächsten Tag gab sie ihrem Sohn einen Lendenschurz, salbte ihn mit Öl und sagte: »Siehst du diesen großen Baum dort? Klettere an ihm empor, bis du anstößt. Wenn du die Spitze erreichst, gehe die Straße entlang, bis du zu einem Hügel kommst. Hier kannst du deinen Vater finden, denn hier fängt er Tauben.« Aho'eitu machte sich gleich daran, den Baum hinaufzusteigen. Und es geschah alles so, wie es seine Mutter gesagt hatte. Oben war eine Straße, und auf einem Hügel fand er einen Mann, der weiße Tauben fing. Eitumatupu'a freute sich, als er seinen stolzen, schönen Sohn sah. Er umarmte ihn liebevoll, führte ihn in sein Haus und gab ihm zu essen und zu trinken.

Nach dem Mahl wollte er Aho'eitu zu seinen himmlischen Stiefbrüdern bringen, die in der Götterstadt ein Spiel vorführten. Alle Zuseher lobten die Schönheit des menschlichen Knaben, priesen und bewunderten seine schlanken Glieder und seinen Mut, der ihn hierher gebracht hatte. Das hörten die Brüder und wurden so eifersüchtig, dass sie ihn hinterrücks überwältigten und in Stücke rissen. Damit niemand bemerkte, was geschehen war, kochten sie ihn und aßen ihn auf. Nur den Kopf ließen sie über und versteckten ihn hinter einem Strauch. Als der Abend hereinbrach, sandte Eitumatupu'a einen Boten nach seinem irdischen Sohn. Der Bote hielt Ausschau, konnte ihn aber nicht finden. Da wusste Eitumatupu'a, dass Aho'eitu nicht mehr am Leben war, und er sah seinen Söhnen das schlechte Gewissen an. So suchte er selbst nach ihm und fand schließlich den armen, übrig gebliebenen Kopf hinter dem Strauch. Die Blätter des Strauches schmiegten sich um das Haupt und hatten es lebendig gehalten. Aho'eitu erzählte dem Vater, was geschehen war. Dieser tötete seine anderen Söhne und nahm ihnen die gegessenen Teile wieder weg. Er fügte die Glieder mit dem Saft des Strauchs zusammen. Er bestrich alle Einzelteile des armen, geschundenen Körpers, und siehe da, alles wuchs aneinander und Aho'eitu stand wieder in ganzer Pracht vor ihm.

Um Aho'eitu mit dem Himmel zu versöhnen und ihn den Schmerz und die Grausamkeit vergessen zu lassen, wurde

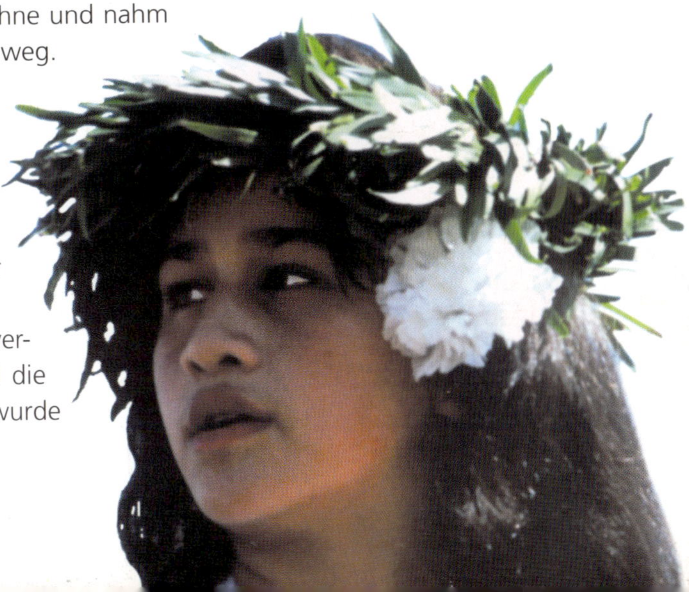

ihm der Wunderstrauch, der Gliedmaßen zusammenwachsen lässt, geschenkt. Als er wieder zur Erde zurückkehrte, nahm er ihn mit und pflanze ihn neben seinem Haus.

Aho'eitu wurde der Stammvater eines großen Geschlechts und herrschte lange als König über Tonga. Seit dieser Zeit wird die Geschichte der Noni von Generation zu Generation getragen, und wo immer ein Mensch krank ist, ruft er nach Noni, die ihn wieder heil macht.

Warum wir sterben (Mikronesien)

Eine alte Frau war gestorben und wurde begraben. Sie grub sich aber wieder selber aus dem Grab aus und lag dann völlig erschöpft auf der Erde.

Zufällig kam ein Kind vorbei und sie deutete auf einen Nonibaum und sagte zu ihm: »Hole mir die Blätter von jenem Strauch dort, damit ich mich damit bedecken kann.« Das Kind weigerte sich aber, es hörte nicht auf die gute Alte und so starb die Frau wieder.

Hätte das Kind aber gehorcht, so wären wir nicht endgültig gestorben. Man hätte uns zwar begraben, aber wir hätten uns selber wieder ausgraben und zum Leben erwecken können, weil wir uns in die Leben spendenden Blätter des Nonibaumes eingehüllt hätten.

Da das Kind nicht gehorsam war, erwachen wir nicht mehr zum Leben, und wenn wir gestorben sind, so ist das für immer.

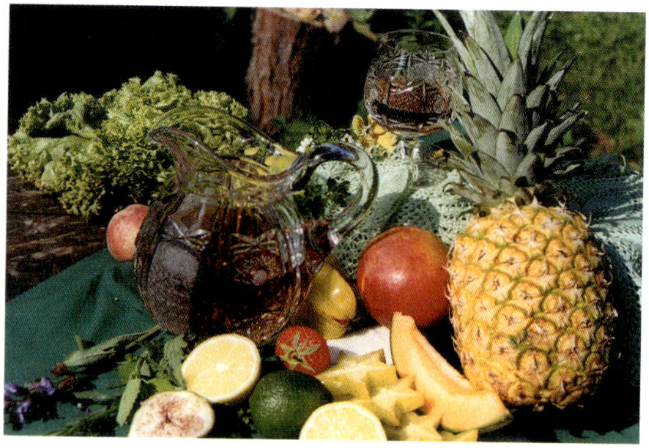

Literaturnachweis

- *Allgeier*, **Enzymtherapie**, Econ Verlag
- *Bärtel*, **Farbatlas Tropenpflanzen**, Ulmer
- *Bruchhausen*, **Pharmazeutische Praxis**, Springer Verlag
- *Burgerstein*, **Heilwirkung von Nährstoffen**, Haug Verlag
- *Burgerstein*, **Handbuch Nährstoffe**, Haug
- *Carper*, **Nahrung ist die beste Medizin**, Econ Verlag
- *Fairechild*, **Noni**, Edition Flyana Rhyme
- *Frohn*, **Medizin der Mutter Erde**, Mosaik Verlag
- *Fuchs*, **Mit Nährstoffen heilen**, Reglin Verlag
- *Geschka*, **Was ist so besonders an Noni**, Geschka, Neutraubling
- *Günter*, **Lebendige Nahrung**, Günter Verlag
- *Klock*, **Pflanzen für den Wintergarten**, Callwey Verlag
- *Masson*, **Bromelain**, Heft 19, Urban & Vogel
- *Münzing-Ruef*, **Kursbuch gesunde Ernährung**, Zabert Sandmann Verlag
- *Oberbeil*, **Fit durch gesunde Ernährung**, Südwest Verlag
- *Pschyrembel*, **Naturheilkunde**, Gruyter Verlag
- *Simonsohn*, **Heilkraft der Ananas**, Windpferd Verlag
- *Solomon*, **Noni Juice**, Woodland publishing
- *Storl*, **Pflanzendevas**, AT Verlag
- *Thalmann*, **Zell fit,** Herbig Verlag
- *Unger*, **Kompaß Vitamine**, GU Verlag

ISBN 3-901279-96-2
www.freya.at

Lektorat: Johann Schnellinger, Verlagsservice, Linz
Umschlag: PIX Bildagentur GmbH, Wien
Satz & Layout: Wolf Ruzicka

Gedruckt auf chlor- und säurearmem Papier

Dieses Buch wurde sorgfältig erarbeitet, dennoch erfolgen die Angaben ohne Gewähr und sollen nicht als Mittel der Diagnose oder Behandlung einer Krankheit verstanden werden. Wenn Sie sich bei einer Beschwerde nicht sicher sind oder unklare Begleitumstände auftreten, sollte umgehend ärztlicher Rat eingeholt werden. Für eventuelle Nachteile, die aus den praktischen Hinweisen im Buch resultieren, können weder Autor noch Verlag eine Haftung übernehmen. Jeder Leser muss in Eigenverantwortung entscheiden, ob er die beschriebenen Naturheilverfahren und Gesundheitstipps anwenden möchte.

Fotos:
Walter Werner, Traun, fotografierte Landschaften und Menschen der Südsee auf Seite 12, 16, 21, 32, 36, 59, 68, 90 und 91.
Der Club Paracelsus, Linz, lieferte Fotos aus Tonga auf Seite 5, 7, 9, 20 und 66.
Von Reinhold Prinz, Engerwitzdorf, stammt das Foto auf Seite 76.
Manfred Geschka, Neutraubling, stellte aus seinem Morindafundus die Bilder auf Seite 14, 58, 60 und 65 zur Verfügung.
Herbex Ltd., Fidschiinseln: Bilder auf Seite 11, 13, 19, 29, 55, 61, 63 und 87.
Die Morinadabilder auf Seite 34, 51, 57, 66, 75, 82 und 92 wurden von Bernhard Kittel, Fotoversand Happy-Foto, Freistadt, fotografiert.
Herzlichen Dank für die freundliche Unterstützung.